Dr. Punita
Dr. Meenu Bhola
Dr. Nitika Bajaj

ORTODONTIA INTERCEPTIVA

Dr. Punita
Dr. Meenu Bhola
Dr. Nitika Bajaj

ORTODONTIA INTERCEPTIVA

ScienciaScripts

Imprint
Any brand names and product names mentioned in this book are subject to trademark, brand or patent protection and are trademarks or registered trademarks of their respective holders. The use of brand names, product names, common names, trade names, product descriptions etc. even without a particular marking in this work is in no way to be construed to mean that such names may be regarded as unrestricted in respect of trademark and brand protection legislation and could thus be used by anyone.

Cover image: www.ingimage.com

This book is a translation from the original published under ISBN 978-620-7-84274-2.

Publisher:
Sciencia Scripts
is a trademark of
Dodo Books Indian Ocean Ltd. and OmniScriptum S.R.L publishing group

120 High Road, East Finchley, London, N2 9ED, United Kingdom
Str. Armeneasca 28/1, office 1, Chisinau MD-2012, Republic of Moldova, Europe
Printed at: see last page
ISBN: 978-620-7-96872-5

CAPÍTULO 1 - INTRODUÇÃO

A infância é o espelho no qual se reflectem as propensões da idade adulta. Da mesma forma, o tipo de oclusão na dentição decídua prediz a oclusão da dentição permanente. A compreensão da associação entre os aspetos morfológicos na dentição decídua e a sua transição para a dentição permanente oferece a possibilidade de prever a oclusão final permanente (Vegesna et al. 2014). Além disso, a compreensão das mudanças anteroposteriores que ocorrem na oclusão entre a dentição decídua e a permanente é crucial para os clínicos envolvidos no tratamento ortodôntico precoce.

A classificação da má oclusão feita por Angle na década de 1890 foi um passo importante no desenvolvimento da ortodontia, pois não só subdividiu os principais tipos de má oclusão, mas também incluiu a primeira definição clara e simples de oclusão normal na dentição natural. Angle postulou que a oclusão normal resultaria se a cúspide mesiovestibular do molar superior ocluísse no sulco vestibular do molar inferior, juntamente com a disposição dos dentes numa linha curva e suave de oclusão, passando pela fossa central de cada molar superior e através do cíngulo dos dentes caninos e incisivos superiores. Angle descreveu então três classes de má oclusão, com base nas relações oclusais dos primeiros molares:

CLASSE I: A cúspide mesiovestibular do primeiro molar permanente superior oclui com o sulco vestibular do primeiro molar inferior, mas a linha de oclusão está incorrecta devido a dentes mal posicionados, rotações ou outras discrepâncias.

CLASSE II: A cúspide mesiovestibular do primeiro molar permanente superior oclui distalmente ao sulco vestibular do primeiro molar inferior, linha de oclusão não especificada.

CLASSE III: A cúspide mesiovestibular do primeiro molar superior oclui mesialmente ao sulco vestibular do primeiro molar inferior, linha de oclusão não especificada.

A "oclusão normal" de Angle deve ser considerada mais corretamente como a oclusão ideal. A oclusão normal e a má oclusão de Classe I partilham a mesma relação molar, mas diferem na disposição dos dentes relativamente à linha de oclusão. A OMS considera a má oclusão como um dos mais importantes problemas de saúde oral, a seguir à cárie e à doença periodontal. A sua prevalência é muito variável e estima-se que se situe entre 39% e 93% em crianças e adolescentes. A má oclusão pode ocorrer devido a uma série de causas possíveis. Em termos gerais, as más oclusões são causadas por factores genéticos ou ambientais. A hereditariedade tem sido atribuída como uma das causas da má oclusão. Outra razão atribuída à má oclusão geneticamente determinada é a mistura racial, étnica e regional, que pode ter levado a uma herança descoordenada dos dentes e dos maxilares. De acordo com Graber *et al.*, a hereditariedade desempenha um papel significativo na determinação das caraterísticas que conduzem à má oclusão, como o tamanho dos dentes, o padrão da arcada, as peculiaridades dos tecidos moles, algumas deformidades congénitas e a assimetria facial global. Os factores ambientais, como as influências pré-natais da dieta materna, o metabolismo, a indução de fármacos, possíveis lesões ou traumatismos, infecções e lesões de nascimento, também desempenham um papel na determinação do destino do alinhamento dentário. Factores predisponentes como problemas alimentares, hábitos anormais, postura, acidentes e traumatismos também conduzem a uma anormalidade na disposição dos dentes ou má oclusão.

A má oclusão é um distúrbio dento-esquelético que pode afetar tanto a função como a estética dos pacientes e, por conseguinte, causar prejuízos na sua qualidade de vida e interações sociais. Pode causar três tipos de problemas para o paciente:

1. Discriminação social devido à aparência facial.
2. Problemas com a função oral, incluindo dificuldades no movimento dos maxilares (incoordenação muscular ou dor), disfunção temporomandibular (DTM) e problemas de mastigação, deglutição ou fala.

3. Maior suscetibilidade a traumatismos, doenças periodontais ou cáries dentárias.

A transição da dentição decídua para a permanente é um fenómeno complexo, no qual os dentes decíduos desempenham um papel importante. A perda precoce destes dentes pode provocar a migração dos dentes adjacentes, levando a uma redução ou mesmo ao encerramento completo do espaço destinado à erupção dos dentes permanentes sucessores, e afectando a cronologia do processo de erupção. Como resultado, ocorre um aumento do risco de má oclusão na dentição permanente. Assim, a manutenção de uma dentição primária saudável e do espaço existente é fundamental para preservar o comprimento do arco e o espaço para a dentição permanente em erupção.

O tratamento da má oclusão inclui medidas corretivas e preventivas. As medidas preventivas devem ser tomadas na dentição decídua ou na dentição mista inicial, quando os primeiros sinais de mau desenvolvimento oclusal podem ser reconhecidos. O tratamento precoce, tal como definido pelo Colégio de Diplomados do American Board of Orthodontics, é um tratamento iniciado na dentição decídua ou mista para melhorar o desenvolvimento dentário e esquelético antes do estabelecimento da dentição permanente. O seu objetivo é corrigir ou intercetar uma má oclusão, reduzindo assim a necessidade ou a complexidade de qualquer tratamento na dentição permanente. Os princípios básicos da intervenção precoce são a eliminação de quaisquer factores etiológicos primários, a gestão das discrepâncias de comprimento das arcadas e a correção da displasia esquelética. As vantagens são o facto de este tratamento poder ser tecnicamente simples e relativamente barato em comparação com o tratamento completo com aparelhos fixos, e o facto de o âmbito estar dentro da competência de dentistas gerais experientes.

Profitt e Ackermann (1980) definiram a ortodontia interceptiva como a eliminação das interferências existentes com os factores-chave envolvidos no desenvolvimento da dentição. Richardson (1982) definiu a ortodontia interceptiva como o tratamento imediato das caraterísticas desfavoráveis de uma oclusão em desenvolvimento, que podem fazer a diferença entre a obtenção de um resultado satisfatório por simples mecânica posterior, reduzindo assim o tempo total de tratamento e proporcionando melhor estabilidade e resultados funcionais e estéticos. A American Association of Orthodontists (1969) definiu a ortodontia interceptiva como a fase da ciência e da arte da ortodontia utilizada para reconhecer e eliminar as potenciais irregularidades e más posições no complexo dentofacial em desenvolvimento.

CAPÍTULO 2 - DIAGNÓSTICO

O diagnóstico é a parte mais crítica do tratamento ortodôntico. O objetivo do processo de diagnóstico é preparar uma lista abrangente dos problemas do paciente, de modo a combinar as várias opções de tratamento num plano de tratamento racional para obter o melhor resultado. Um diagnóstico ortodôntico abrangente não só requer uma avaliação minuciosa da saúde geral e da oclusão do paciente, mas também inclui a relação da dentição com o osso basal, outros componentes esqueléticos, o ambiente neuromuscular e os tecidos moles.

Os procedimentos de diagnóstico devem seguir uma série de passos organizados e sequenciais. O primeiro passo para um diagnóstico completo e preciso no tratamento ortodôntico é a criação de uma base de dados de diagnóstico precisa e adequada. Isso é necessário para a avaliação e o reconhecimento das anomalias dentoesqueléticas. O segundo passo é a conceção de um plano de tratamento, baseado em descobertas precisas, que aborda a situação atual e permite futuras mudanças na dentição e no crescimento da mandíbula que ocorrerão durante o tratamento precoce.

Para fins ortodônticos, todas as bases de dados de diagnóstico, quer sejam clínicas ou paraclínicas, são derivadas de três fontes principais:

1. Questionário e entrevista
2. Avaliação clínica
3. Avaliação paraclínica (registo de diagnóstico).

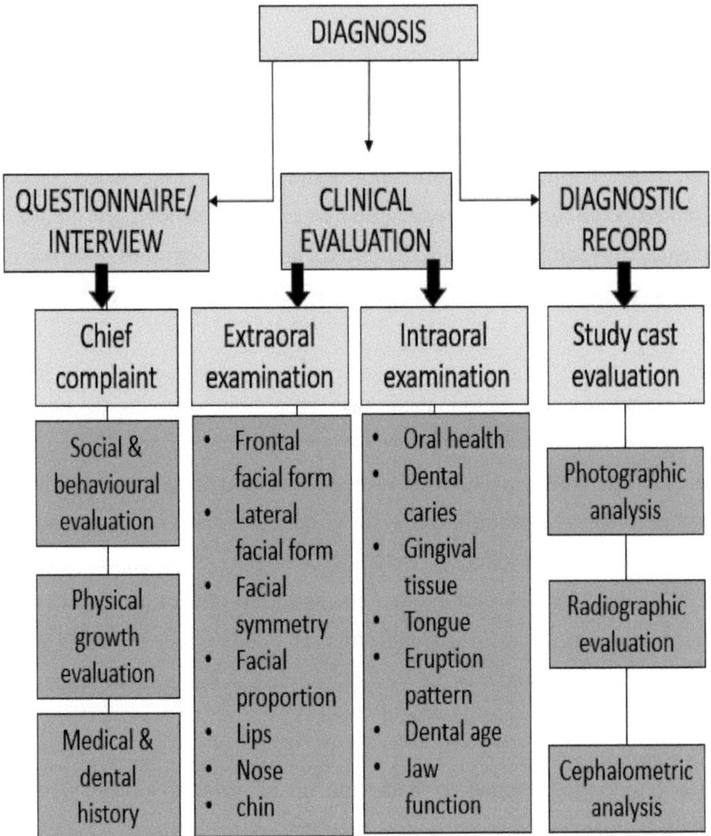

1. O QUESTIONÁRIO E A ENTREVISTA:

O principal objetivo da entrevista é avaliar os desejos do paciente e o seu estatuto social e comportamental. Muitos profissionais de ortodontia usam questionários que podem ser preenchidos pelos pacientes ou pelos pais com antecedência para determinar os desejos, expectativas e objectivos do paciente para o tratamento intercetivo.

2. A AVALIAÇÃO CLÍNICA:

O exame clínico ortodôntico é uma avaliação minuciosa da estrutura orofacial, tanto em estado estático como funcional. A saúde das estruturas orais e periorais de tecidos duros e moles deve ser cuidadosamente avaliada antes de qualquer tratamento ortodôntico. Problemas patológicos como cárie dentária, doença periodontal, gengiva inadequadamente aderida e envolvimento apical devem ser tratados primeiro. Os exames clínicos envolvem uma série de testes que podem ser realizados por observação visual, inspeção digital e análise funcional de todas as estruturas extra-orais e intra-orais.

a) Exame clínico extra-oral:

O exame clínico extra-oral inclui a avaliação da estética e morfologia facial, incluindo estruturas, proporção e simetria. A forma facial, tanto na vista frontal como lateral, é agora um dos principais determinantes do diagnóstico ortodôntico e do planeamento do tratamento. A avaliação da estética é uma parte importante do exame clínico. A avaliação estética das aparências frontal e lateral do paciente e a deteção de qualquer deformidade antes do tratamento, a previsão de futuras alterações de crescimento no início do tratamento ortodôntico e a elaboração de um plano de tratamento que leve esses elementos em consideração são os principais objetivos do exame extraoral. O exame extra-oral deve incluir a avaliação das seguintes caraterísticas importantes:

- Morfologia facial frontal vertical e transversal (dolicocefálica, mesocefálica ou braquicefálica)

- Perfil facial (reto, convexo ou côncavo), para identificar eventuais padrões de crescimento sagital (anteroposterior) adversos e desarmonias oclusais

- Proporções faciais, ou seja, as dimensões faciais superior e inferior, para identificar quaisquer padrões de crescimento vertical adversos

- Relação entre a altura do lábio superior e do lábio inferior

- Simetria facial, para identificar quaisquer padrões de crescimento transversal adversos, incluindo assimetrias dos ossos maxilares e mandibulares

b) Exame intra-oral:

Os exames intra-orais dos pacientes ortodônticos requerem uma avaliação completa da saúde das estruturas dos tecidos duros e moles. A estrutura orofacial e o sistema oclusal são constituídos por três tecidos básicos:

1. Tecidos dentários, constituídos por esmalte, dentina, cemento, polpa e ligamento periodontal

2. Tecidos esqueléticos, constituídos por osso, cartilagem e ligamentos

3. Tecidos moles, constituídos por tecido neuromuscular, tecido epitelial, glândulas, sistema circulatório, membranas mucosas e tecido conjuntivo.

A cavidade oral e os componentes dos tecidos têm várias funções fisiológicas inter-relacionadas que, direta ou indiretamente, desempenham algum papel no desenvolvimento da oclusão dentária. Por conseguinte, o planeamento do tratamento deve basear-se num exame minucioso de todas estas estruturas, tanto no estado estático como funcional.

3. AVALIAÇÃO PARACLÍNICA (REGISTOS DE DIAGNÓSTICO)

A avaliação paraclínica inclui a análise de todos os dados acumulados a partir de diferentes instrumentos de diagnóstico, tais como o molde de estudo, fotografias, radiografias intra-orais e extra-orais e radiografias cefalométricas. Para um diagnóstico abrangente e planeamento do tratamento, estes resultados são combinados com informações anteriores recolhidas através de questionários e do exame clínico.

a) Elencos de estudo:

O molde de estudo ortodôntico é uma das ferramentas mais úteis no tratamento ortodôntico. A preparação de um bom conjunto de moldes requer uma boa impressão que cubra toda a área da dentição do paciente e as partes mais profundas do sulco. Um bom molde deve mostrar o máximo possível do processo alveolar e dos dentes e deve ser capaz de mostrar a inclinação dos dentes, e não apenas a localização da coroa. O tipo exato de oclusão do doente em três dimensões pode ser facilmente verificado através de modelos de gesso, o que não é possível através de um exame intra-oral. Os modelos de estudo são utilizados para o seguinte:

1. Para calcular a análise do espaço total, utilizar a análise de Nance, a análise de Moyers, a análise de Tanaka e Johnston e a análise de Bolton.
2. Avaliar e documentar a anatomia dentária.
3. Avaliar e documentar a intercuspidação 4. Avaliar e documentar a forma da arcada.
4. Avaliar e documentar as curvas de oclusão (análise das curvas oclusais).
5. Avaliar a oclusão funcional, potencialmente com o auxílio de articuladores.
6. Como base para medir o progresso durante o tratamento.
7. Para detetar anomalias (por exemplo, alargamentos localizados e distorção da forma do arco).
8. Estes registos e a sua avaliação pré-tratamento e pós-tratamento permitem melhorar a longo prazo o planeamento do tratamento

b) Avaliação fotográfica:

A fotografia desempenha um papel importante no diagnóstico e no planeamento do tratamento ortodôntico. As fotografias iniciais e as avaliações longitudinais durante e após o tratamento podem ser muito úteis para avaliar os resultados do tratamento. A fotografia clínica é normalmente aplicada para os seguintes objectivos:

- Como registo permanente e como documentação para mostrar o estado inicial da morfologia dentária e facial do paciente antes do tratamento.
- Como importante auxiliar no diagnóstico e planeamento do tratamento para avaliação e análise da forma e proporção facial em três dimensões.

- Para uma medição exacta dos pontos e proporções importantes do rosto em três dimensões nos traçados das fotografias e comparação da avaliação inicial com as fotografias progressivas e os resultados finais. A fotografia para pacientes ortodônticos consiste em dois tipos de imagem: fotografias extra-orais e fotografias intra-orais.

1. **Fotografia extra-oral:** As fotografias extra-orais são tiradas enquanto o paciente está numa posição relaxada, assumindo uma posição natural da cabeça com a mandíbula em posição de repouso, e olhando diretamente para a câmara ou para os seus olhos num espelho. As fotografias extra-orais para casos ortodônticos típicos incluem normalmente a vista frontal e os perfis esquerdo e direito.

2. **Fotografia intra-oral:** A fotografia intra-oral é também uma parte importante do registo de diagnóstico. A série de fotografias intra-orais inclui, por norma, cinco vistas da oclusão: lateral esquerda, lateral direita, frontal e vistas oclusais maxilares e mandibulares. As vistas oclusais devem mostrar a superfície oclusal de toda a dentição e podem ser tiradas utilizando um espelho de superfície frontal.

c) Exames radiográficos:

A radiografia é uma ferramenta útil no diagnóstico e planeamento do tratamento dos problemas ortodônticos do paciente e pode desempenhar um papel importante na prevenção, interceção e deteção precoce de muitos tipos de problemas de erupção. As radiografias dentárias devem ser efectuadas pelas seguintes razões:

- Proteção do paciente e documentação para o dentista pediátrico.
- Deteção de ausências congénitas de dentes.
- Deteção de dentes supranumerários.
- Avaliação da saúde dentária dos dentes permanentes (deteção de condições patológicas nas fases iniciais).
- Avaliação do traumatismo dentário após uma lesão.

- Deteção de evidências de uma verdadeira discrepância hereditária entre o tamanho dos dentes e o tamanho da mandíbula, como o padrão de reabsorção na mesial das raízes dos caninos primários.
- Determinação da idade dentária do paciente através da avaliação do comprimento das raízes dos dentes permanentes não irrompidos e da quantidade de reabsorção dos dentes decíduos, tal como na análise da idade dentária.
- Cálculo da análise do espaço total.
- A avaliação radiográfica pós-tratamento permite a avaliação e documentação da saúde dentária após um tratamento intercetivo bem sucedido.

Dependendo das anomalias dento-esqueléticas e das más oclusões existentes, podem ser utilizadas diferentes técnicas radiográficas. As técnicas radiográficas utilizadas no tratamento ortodôntico podem ser classificadas em dois tipos principais: radiografia intra-oral e radiografia extra-oral.

1. **Radiografia intra-oral:**

➢ Radiografias periapicais: As radiografias periapicais podem ser utilizadas para avaliar a estrutura dentária, a polpa, o periodonto e o osso de suporte antes do tratamento ortodôntico. Boas radiografias periapicais também podem ser usadas para medir com precisão a largura mesiodistal da coroa de caninos e pré-molares não irrompidos para diferentes análises de espaço.

➢ Radiografias Bitewing: As radiografias bitewing são úteis na deteção de cáries proximais. Recomenda-se um conjunto de duas radiografias bitewing, tiradas antes do início do tratamento e antes da colocação de bandas nos molares.

➢ Radiografias oclusais: A projeção radiográfica oclusal é uma técnica útil que revela toda a arcada maxilar ou mandibular. Essas radiografias também podem revelar dentes supranumerários, cistos ou quaisquer lesões patológicas presentes nessas áreas. As radiografias oclusais também podem ser usadas na avaliação das relações bucopalatinas de dentes supranumerários ou odontomas com outros dentes da arcada.

2. **Radiografia extra-oral:**

- Radiografias laterais do maxilar: As radiografias laterais dos maxilares são úteis durante a dentição mista para avaliar a relação e a posição dos dentes decíduos e seus sucessores, a posição dos terceiros molares, o osso de suporte e o estado de erupção. Este tipo de radiografia também é útil na análise do espaço para a medição exacta da largura mesiodistal dos caninos e pré-molares não irrompidos durante a dentição mista.

- Radiografias do pulso da mão: A maturidade esquelética é uma fase do desenvolvimento ósseo baseada principalmente no tamanho, forma e grau de mineralização das epífises e no grau de encerramento das placas epifisárias. As radiografias da mão e do pulso são utilizadas para determinar a idade esquelética do doente utilizando indicadores de maturidade esquelética.

- Radiografias panorâmicas: A radiografia panorâmica é uma ferramenta de diagnóstico comum na prática dentária atual. É um tipo de radiografia que fornece uma imagem completa da dentição e de toda a maxila e mandíbula. Proporciona uma visão geral útil de toda a dentição, da maxila e da mandíbula, dos seios nasais e de ambas as ATMs. Este tipo de radiografia é muito útil, especialmente durante a dentição mista, para a deteção precoce e prevenção de todos os problemas que perturbam o desenvolvimento normal da oclusão.

CAPÍTULO 3 - PROCEDIMENTOS INTERCEPTIVOS

Os procedimentos interceptivos visam identificar e tratar problemas dentários e ortodônticos numa fase precoce, frequentemente durante o crescimento e desenvolvimento da criança. Esta intervenção precoce pode evitar que os problemas se tornem mais graves e complexos, conduzindo, em última análise, a resultados de tratamento mais eficazes e eficientes. Quando não são tratados, os problemas dentários podem agravar-se com o tempo, levando a tratamentos mais complicados e invasivos mais tarde. Estes procedimentos podem atenuar a necessidade de intervenções ortodônticas extensas ou de procedimentos cirúrgicos, abordando os problemas quando estes ainda são relativamente pequenos. É importante notar que nem todas as crianças necessitam de tratamento ortodôntico intercetivo e que o plano de tratamento adequado dependerá das necessidades específicas de cada criança.

FUNDAMENTOS DO TRATAMENTO INTERCEPTIVO:

- **É da responsabilidade do dentista evitar, sempre que possível, tratamentos demorados ou complicados:**

  No passado, alguns que não sabiam como melhorar a displasia esquelética grave em crianças pequenas optaram por esperar e camuflá-la mais tarde através do posicionamento dos dentes, mas devido ao avanço da ortodontia interceptiva, o tratamento difásico é por vezes considerado mais lógico e sensato. Durante a primeira fase, o crescimento do esqueleto craniofacial é controlado e a morfologia é melhorada para que o posicionamento posterior dos dentes (segunda fase) seja relativamente mais fácil.

- **Nalguns casos, o tratamento é mais fácil:**

  O controlo ortopédico precoce da morfologia esquelética é mais fácil, em alguns casos, do que a correção posterior do esqueleto craniofacial, e muitas vezes mais fácil do que o posicionamento dos dentes para camuflar a displasia esquelética.

- **Existem mais métodos alternativos para tratar os doentes numa idade jovem:**

  Quando o crescimento já cessou, as opções de tratamento são limitadas à movimentação de dentes ou à cirurgia ortognática. Quando o paciente é jovem, é possível remover os fatores etiológicos, alistar as forças naturais de crescimento, fornecer respostas diferenciais de crescimento e obter um perfil equilibrado antes da erupção da maioria dos dentes permanentes.

- **O clínico pode utilizar melhor o crescimento nos jovens. e há mais crescimento disponível:**

  O crescimento só pode ser controlado enquanto está a acontecer. Quanto mais cedo se iniciar o tratamento, mais crescimento total se pode efetuar

BENEFÍCIOS DO TRATAMENTO INTERCEPTIVO:

Foram avançadas muitas razões para considerar o tratamento precoce. De seguida, apresentam-se algumas das mais convincentes:

- Com os modernos aparelhos de brackets de precisão, podem ser obtidos resultados bonitos de forma rotineira se a displasia esquelética não for demasiado grave.
- Algumas formas de tratamento só podem ser efectuadas numa idade precoce.
- O tratamento precoce de hábitos deletérios graves é mais fácil do que o tratamento após anos de reforço de hábitos enraizados.
- Existem vantagens psicológicas no tratamento precoce de algumas crianças.
- Os doentes mais jovens são frequentemente mais cooperantes e atentos.

DIFICULDADES NO TRATAMENTO INTERCEPTIVO:

- **Existem ideias erradas sobre os objectivos do tratamento intercetivo:**

  Esta é uma dificuldade importante para definir claramente os objectivos. O tratamento intercetivo tem sido por vezes equiparado a uma tentativa ingénua de intercetar todas as más oclusões. Os objectivos mais lógicos são a remoção de factores etiológicos primários e a correção de displasias esqueléticas antes da erupção dos dentes, sendo que nenhum deles resulta necessariamente num posicionamento preciso dos dentes.

- **Um tratamento precoce incorreto pode ser prejudicial:**
  Tal como o crescimento pode ser direcionado de forma vantajosa, também pode ser mal direcionado. De nada serve conduzir mais depressa se estivermos na estrada errada. Também não adianta começar cedo se não se sabe para onde se vai ou não se tem um mapa.

- **O tratamento difásico pode prolongar o tempo de tratamento cronológico:**
  O tempo de tratamento é medido corretamente pelo número de horas gastas pelo dentista e pelo doente em conjunto: o tempo de tratamento não é medido no calendário. Frequentemente, o tratamento difásico obtém melhores resultados com menos "tempo de clínica" mas mais "tempo de calendário". Quando o tempo cronológico é prolongado, a cooperação do doente pode diminuir. O tratamento precoce não só pode prolongar a terapia, como também pode esgotar o espírito de cooperação, tornando mais difícil o tratamento posterior.

Seguem-se alguns procedimentos e estratégias comuns utilizados na ortodontia interceptiva:

- **Extração em série**: Isto envolve a remoção cuidadosamente planeada de dentes decíduos específicos para orientar a erupção adequada dos dentes permanentes, muitas vezes para evitar apinhamentos graves.

- **Correção da mordida** cruzada: a mordida cruzada é definida como uma condição em que um ou mais dentes podem estar anormalmente mal posicionados, quer lingualmente quer labialmente, em relação aos dentes opostos. Os aparelhos de correção da mordida cruzada são utilizados para orientar o crescimento do maxilar e a erupção dos dentes, de modo a obter uma mordida mais equilibrada.

- **Correção de hábitos**: As crianças que têm hábitos como chuchar no dedo ou empurrar a língua podem desenvolver problemas dentários e esqueléticos. Os aparelhos de correção de hábitos são concebidos para desencorajar estes hábitos e ajudar a prevenir os problemas ortodônticos associados.

- **Aparelhos funcionais**: Estes aparelhos são utilizados para corrigir discrepâncias dos maxilares e melhorar a relação entre os maxilares superior e inferior. Muitas vezes estimulam o crescimento de um maxilar enquanto restringem o crescimento de outro, ajudando a obter uma mordida mais harmoniosa.

- **Tratamento da erupção ectópica**: Em situações de Classe I não apinhadas em que os caninos permanentes estão impactados ou em erupção vestibular ou palatina, o sucesso do tratamento intercetivo precoce para caninos superiores impactados é influenciado pelo grau de impactação e pela idade no momento do diagnóstico.

- **Apinhamento**: A gestão do apinhamento na dentição mista inclui a redução interproximal do dente primário, a extração do dente primário e/ou o aparelho fixo seccional para alinhar os incisivos permanentes rodados.

CAPÍTULO 4 - EXTRACÇÕES EM SÉRIE

O termo extração seriada descreve um procedimento de tratamento ortodôntico que envolve a remoção ordenada de dentes decíduos e permanentes seletivos em uma sequência predeterminada (Dewel, 1969). A extração seriada pode ser definida como a remoção planejada e corretamente cronometrada de certos dentes decíduos e permanentes em casos de dentição mista com desproporção dento-alveolar, a fim de aliviar o apinhamento dos dentes incisivos, permitir que os dentes não irrompidos se guiem para posições melhores (caninos em particular) e diminuir (ou eliminar) o período de terapia com aparelhos ativos.

HISTÓRIA:

A extração em série continua a ser um procedimento atrativo para os dentistas desde o século XVIII. Paisson foi a primeira pessoa a apontar o procedimento de extração para melhorar o alinhamento irregular e o apinhamento dos dentes. Bunon, em 1743, no seu "Ensaio sobre as doenças dos dentes", propôs a remoção dos dentes decíduos para conseguir um melhor alinhamento dos dentes permanentes. Nance popularizou a sua técnica de "extração progressiva" em 1940 e foi considerado o pai da filosofia da extração em série nos Estados Unidos. Kjellgren, em 1940, denominou este procedimento de extração como procedimento de extração "planeada" ou "progressiva" de dentes. Hotz designou o mesmo procedimento por "Orientação da erupção". Segundo ele, o termo orientação da erupção é abrangente e engloba todas as medidas disponíveis para influenciar a erupção dentária.

JUSTIFICATIVA:

A justificação para a extração em série baseia-se principalmente em factos e processos biológicos como:

1. Discrepância entre o comprimento da arcada e o material dentário: O resultado de um tamanho inadequado da arcada, osso basal insuficiente e/ou material dentário excessivo pode ser eliminado tornando a arcada dentária maior ou reduzindo a quantidade de material dentário. A remoção de certos dentes decíduos e permanentes permitirá que os dentes permanentes encontrem espaço suficiente para a erupção na cavidade oral.
2. Movimento dentário fisiológico: A dentição humana mostra uma tendência para se mover em direção a um espaço vazio. Assim, através da remoção selectiva de certos dentes, os dentes permanentes são guiados pelas forças naturais para irromperem numa posição mais favorável, utilizando os espaços de extração.

INDICAÇÕES:

As razões que justificam a necessidade de extração em série são as seguintes:

1. Perda prematura dos dentes decíduos
2. Deficiência no comprimento do arco e discrepâncias no tamanho dos dentes.
3. Erupção lingual dos incisivos laterais.
4. Perda unilateral do canino decíduo e deslocação para o mesmo lado.
5. Erupção mesial dos caninos sobre os incisivos laterais.
6. Desvio mesial dos segmentos vestibulares.
7. Direção anormal da erupção e sequência da erupção.
8. Erupção ectópica.
9. Reabsorção anormal.
10. Anquilose.
11. Descamação labial, ou recessão gengival, geralmente do incisivo inferior.

Giorgio Maj (1970) defendeu a remoção dos caninos decíduos quando a falta de espaço para o incisivo inferior for maior que 2,5 mm. Isso permitiria um melhor alinhamento dos incisivos e evitaria qualquer dano tecidual na região dos dentes malpostos. De acordo com Lloyd (1956), pacientes com arcos curtos ou com largura intercuspídea muito curta seriam casos adequados para extrações seriadas. Ele aconselhou a extração em série a ser feita em todos os tipos de má oclusão de classe I e má oclusão de classe II div I que mostram uma grave falta de comprimento da arcada ou grave falta de espaço intercaninos em ambos os maxilares para acomodar os dentes incisivos em posição não rotacionada. As más oclusões que têm incisivos superiores bloqueados lingualmente, ou seja, mordida cruzada anterior ou dentes vestibulares em mordida cruzada, ou que não têm oclusão, mas apresentam um comprimento de arco deficiente ou falta de espaço intercaninos, são tratadas mecanicamente durante um curto período de tempo até a mordida cruzada ser corrigida e a extração em série continuar. As protrusões bimaxilares apresentam resultados benéficos com o procedimento de extração em série. Outro tipo de má oclusão em que a extração em série pode ser útil é na arcada mandibular com um comprimento de arcada suficiente com incisivos corretamente alinhados, em comparação com a arcada maxilar com falta de espaço para os incisivos laterais em erupção devido à erupção para a frente dos dentes vestibulares.

CONTRA-INDICAÇÕES:

As extracções em série são contra-indicadas em determinadas condições que incluem:

1. ausência congénita dos segundos pré-molares inferiores
2. apinhamento ligeiro a moderado
3. mordeduras profundas ou abertas
4. casos de fenda labial e palatina
5. dentição espaçada
6. anodontia/oligodontia
7. diastema da linha média, dilacerações
8. Má oclusão de classe I com deficiência mínima de espaço
9. sobressaliência inversa, mordida profunda
10. mordida aberta
11. rotação
12. má posição grosseira
13. mordida cruzada e Classe II grave

14. Classe III de origem dentária/esquelética

Maj e Luzi (1960) sugeriram que a extração em série não deve ser prescrita nos casos em que os incrementos de crescimento alveolar podem ser estimulados com sucesso e uma boa correção duradoura pode ser alcançada com um complemento completo de dentes. Dewel (1969) concluiu que um caso autêntico de extração seriada tem dentes anteriores marcadamente irregulares, perda prematura de um ou mais caninos decíduos, vários desvios da linha mediana, incisivos laterais impactados ou deslocados, uma redução grosseira no comprimento da arcada e, frequentemente, recessão gengival e destruição alveolar ao longo das superfícies vestibulares de um ou ambos os incisivos centrais. Ruff (1976) concluiu que, em casos de dentição mista de classe I, a decisão de extração seriada deve ser tomada somente após a determinação do tamanho dos dentes não irrompidos e após pelo menos um ano de observações de crescimento verificadas por análise cefalométrica. Os casos que apresentam uma discrepância maior no comprimento da arcada são geralmente indicados para extrações seriadas.

VANTAGENS:

Algumas das vantagens da extração em série incluem

1. Tratamento mais fisiológico, uma vez que os dentes são guiados para posições normais utilizando forças eruptivas fisiológicas.
2. A extração em série permite que os dentes irrompam sobre o alvéolo e através do tecido queratinizado, em vez de serem deslocados para vestibular ou lingual.
3. Reduzir a duração e o custo do tratamento ortodôntico ativo numa fase posterior.
4. Resultado mais estável
5. É necessário um período de retenção mais curto.

DESVANTAGENS:

1. Procedimento a longo prazo que requer um conhecimento profundo do crescimento, desenvolvimento, sequência de erupção e calcificação dos dentes permanentes.
2. Tempo de tratamento prolongado com várias visitas (2 - 3 anos).
3. A cooperação dos doentes é muito importante.
4. Possibilidade de desenvolver o impulso da língua.
5. Tendência para aumentar a mordedura (aprofundamento da mordedura).
6. Podem ficar espaços residuais entre o canino e o segundo pré-molar.
7. Sujeitar a criança a múltiplas visitas de extração progressiva.

DIAGNÓSTICO:

Antes do planeamento do tratamento e de qualquer extração, é importante avaliar os factores que podem afetar os resultados finais do tratamento. Estes incluem:

1. Quantidade de aglomeração
2. Perfil do doente
3. Tipo de oclusão
4. Inclinação dos incisivos
5. Idade dentária e desenvolvimento radicular
6. Padrão esquelético
7. Tipo de aglomeração

1. Quantidade de aglomeração:

Medir a quantidade de apinhamento e a quantidade de espaço disponível é o primeiro passo na determinação da extração dentária. O apinhamento severo é definido como uma deficiência de espaço de, pelo menos, 6 mm, mas a quantidade de deficiência em milímetros, por si só, não é um fator decisivo. Por exemplo, para um paciente com uma deficiência de 7 mm, mas com incisivos retroinclinados ou um perfil plano, pode ser necessário evitar a extração. Noutro paciente com uma deficiência de espaço de 2 ou 3 mm e protrusão dentária e um perfil convexo, uma abordagem de extração pode ser a melhor escolha.

2. Perfil do doente:

Outra consideração importante no planeamento do tratamento é o perfil dos tecidos moles do doente e a relação dos incisivos entre si, com o osso basal e com os lábios em repouso e durante um sorriso. Não só a extração de dentes tem um efeito direto no perfil, como o perfil do paciente é um fator determinante importante no planeamento da extração. Um paciente com um perfil convexo ou ligeiramente convexo é um bom candidato para a extração em série, enquanto a extração em série é contra-indicada num paciente com uma face plana ou côncava. Se a extração for uma opção inevitável para este último tipo de paciente, o profissional deve tentar extrair mais posteriormente e planear a mecanoterapia de forma a não perturbar o perfil.

3. Tipo de oclusão:

A extração em série deve ser planeada de acordo com a relação dento-esquelética. Por exemplo, num doente com má oclusão de Classe II divisão 1, pode ser melhor remover dois primeiros pré-molares superiores e dois segundos pré-molares inferiores. Noutro doente com má oclusão de Classe II divisão 1, mas com overjet severo e uma boa dentição mandibular, a extração pode ser limitada aos primeiros pré-molares superiores.

4. Inclinação dos incisivos:

A inclinação dos incisivos também desempenha um papel importante nos procedimentos de extração em série. Os incisivos proclinados favorecem a extração de dentes, enquanto os incisivos verticalizados ou retroclinados contra-indicam a extração.

5. Idade dentária e desenvolvimento radicular:

A idade dentária do paciente e a quantidade de desenvolvimento radicular dos dentes permanentes são outros factores a avaliar antes de se planear uma extração em série. Por exemplo, a extração dos molares primários depende dos tamanhos e das fases de formação das raízes dos pré-molares. Se os molares primários forem extraídos demasiado cedo, a erupção dos pré-molares pode ser atrasada. Por outro lado, a erupção é acelerada se a extração do molar primário tiver lugar após a formação de metade da raiz do pré-molar.

6. **Padrão esquelético:**

O padrão esquelético do paciente é outro fator importante a avaliar antes da extração em série. Por exemplo, a extração de dentes em pacientes com um padrão de crescimento horizontal não é a mesma que em pacientes com um padrão de crescimento vertical; a mecanoterapia também pode ser diferente. Num doente com um padrão de crescimento vertical e tendência para a mordida aberta anterior, a extração dos segundos pré-molares pode ser preferível se outros factores o permitirem. Num paciente com crescimento horizontal (casos de baixo ângulo), a extração deve ser evitada, a menos que o paciente tenha apinhamento hereditário grave e a extração seja obrigatória. Nesta situação, a mecanoterapia deve ser planeada de forma a evitar a verticalização anormal dos incisivos e a perturbação do perfil do paciente.

7. **Tipo de aglomeração:**

Dependendo da etiologia e morfologia do apinhamento, existem dois tipos gerais de apinhamento: o apinhamento adquirido e o apinhamento hereditário. Cada tipo de apinhamento pode ter opções de tratamento completamente diferentes, pelo que a diferenciação das suas caraterísticas especiais é essencial para a prevenção ou correção adequadas dos problemas.

O apinhamento adquirido ou ambiental é aquele causado por fatores locais ou ambientais, como a perda precoce de dentes decíduos ou hábitos bucais anormais. Por outras palavras, os pacientes com este tipo de apinhamento inicialmente não tinham discrepância entre o espaço disponível e o material dentário; no entanto, como resultado de algum fator local, como cáries, traumatismos ou perda precoce de dentes decíduos, e subsequente intervenção negligenciada, a sua dentição apresenta agora apinhamento e deficiência de espaço. Existem muitos factores ambientais que podem, se detectados precocemente, prevenir futuros apinhamentos ou, se negligenciados, produzir apinhamentos e outras anomalias. Os factores locais que devem ser detectados e geridos na altura certa incluem dentes decíduos excessivamente retidos, dentes congenitamente ausentes, dentes supranumerários, traumatismos, transposição de dentes, rotação de dentes, sequência anormal de erupção de dentes permanentes e perda prematura de dentes decíduos.

O apinhamento hereditário, que tem origem genética, é causado pela discrepância entre o tamanho dos dentes e o tamanho da arcada e, na maioria das vezes, é um candidato à extração em série. Dale, em 1976, mencionou alguns sinais clínicos e radiográficos que podem ajudar no reconhecimento precoce deste tipo de apinhamento:

a) Esfoliação prematura dos caninos primários: Idealmente, quando os incisivos inferiores permanentes irrompem, os mecanismos de espaçamento interdentário entre os incisivos primários, incluindo os espaços primatas e o espaçamento secundário, podem acomodar os incisivos permanentes maiores. No entanto, quando os incisivos são grandes e há alguma inadequação do osso basal anterior, a força da erupção do incisivo lateral causa reabsorção radicular precoce e esfoliação dos caninos primários inferiores.

a) Reabsorção da raiz do canino em forma de lua crescente: Esta forma de reabsorção na face mesial das raízes primárias dos caninos é um sinal de apinhamento hereditário que pode ser detectado por radiografia durante a erupção dos incisivos laterais inferiores

b) Deslocamento da linha média mandibular e bloqueio de um incisivo lateral: Esta situação é outro sinal óbvio de apinhamento hereditário. Ocorre após a esfoliação precoce do canino primário de um lado e um rápido deslocamento da linha média devido à deficiência de espaço. Em casos de esfoliação precoce bilateral dos caninos mandibulares primários, a pressão labial pode deslocar os incisivos mandibulares para lingual, resultando num posicionamento vertical dos incisivos mandibulares permanentes e aumentando o overjet. A deteção precoce e a inserção de uma arcada de contenção lingual inferior podem evitar esta anomalia.

c) Recessão gengival em incisivos mandibulares proeminentes: Em caso de apinhamento severo dos incisivos mandibulares, um ou mais incisivos podem ser empurrados para vestibular e, devido à deficiência de suporte ósseo, sofrer alguma recessão gengival
d) Proeminente abaulamento dos caninos não irrompidos: Como os caninos permanentes superiores são os últimos dentes permanentes a erupcionar (excluindo os terceiros molares), a erupção dos incisivos e pré-molares em uma situação de deficiência de espaço empurrará os caninos superiores para fora da arcada. Ocasionalmente, os caninos inferiores podem estar fora da arcada e exibir uma protuberância proeminente devido à deficiência de espaço, especialmente se a sequência de erupção também for perturbada.
e) Afastamento dos incisivos laterais: O apinhamento dos incisivos e caninos e uma inclinação mais horizontal dos caninos forçam a raiz do incisivo lateral mesialmente e causam a abertura das coroas dos incisivos laterais. A relação resultante de Classe II divisão 2 dos incisivos laterais é outro sinal de apinhamento hereditário.
f) Erupção ectópica dos primeiros molares permanentes superiores e esfoliação prematura dos segundos molares decíduos superiores: A erupção ectópica é uma alteração da via de erupção dos primeiros molares, mais frequente na maxila, que provoca a reabsorção prematura dos segundos molares decíduos. Esta anomalia pode ter diferentes causas; uma delas é o crescimento deficiente da tuberosidade. Portanto, a presença dessa anormalidade pode ser um sinal de deficiência no comprimento da arcada e, portanto, de apinhamento hereditário.
g) Paliçada vertical dos molares superiores na área da tuberosidade: Esta relação de paliçada pode ser facilmente detectada através da avaliação de radiografias panorâmicas. Esta situação também indica uma falta de crescimento suficiente do osso maxilar.
h) Impactação dos segundos molares permanentes inferiores: O apinhamento na área dos molares inferiores, especialmente a impactação dos segundos molares permanentes inferiores, é outro sinal de apinhamento hereditário que indica uma deficiência de crescimento da mandíbula e uma remodelação óssea inadequada da borda anterior do

ramo. Esta anomalia também é facilmente detectada em radiografias panorâmicas. A deteção e intervenção precoces podem evitar muitos problemas futuros de erupção.

i) Protrusão dentoalveolar anterior sem espaçamento: A protrusão dentária regular dos incisivos em pacientes com disfunção labial, hábito de sucção do polegar ou má oclusão de Classe II divisão 1 é geralmente acompanhada por algum espaçamento interdentário. Na protrusão dos incisivos causada por apinhamento hereditário, não há espaçamento ou pode até haver sobreposição dos incisivos.

PLANEAMENTO DO TRATAMENTO:

Seleção de dentes para extração:

1. Canino primário: Com a esfoliação ou remoção dos caninos decíduos, o objetivo imediato é permitir a erupção e o alinhamento ideal dos incisivos laterais.
2. 1º molar primário: os primeiros molares primários são extraídos para acelerar a erupção dos primeiros pré-molares antes dos caninos.
3. Erupção do 1º pré-molar: Quando o canino permanente superior está a irromper, é aconselhável remover os primeiros pré-molares. O objetivo deste passo é permitir que o canino caia distalmente no espaço criado pela extração.

PROCEDIMENTO:

Existem vários métodos de execução da extração em série. O método de escolha depende de cada indivíduo. As técnicas são descritas a seguir:

1. Método de Dewel (CD4):

Em 1978, Dewel sugeriu uma técnica de extração em série em três etapas, que continua a ser popular e ainda hoje é utilizada.

Etapa 1: Extração de caninos decíduos

Nesta fase, os caninos decíduos são extraídos por volta dos 8-9 anos para criar espaço para o alinhamento dos incisivos. O principal objetivo da extração dos caninos decíduos é estabelecer a integridade dos incisivos superiores e inferiores. Isto evita o desenvolvimento de mordida cruzada lingual dos laterais superiores e a consequente migração mesial dos caninos superiores.

Etapa 2: Extração dos primeiros molares decíduos

Nesta etapa, os primeiros molares decíduos são extraídos quando os primeiros pré-molares atingem metade do comprimento da raiz, conforme evidenciado por radiografias. Isto seria cerca de 12 meses após a extração dos caninos decíduos, por volta dos 9-10 anos de idade. O objetivo da extração dos primeiros molares decíduos é acelerar a erupção dos primeiros pré-molares. Isto assegura que os primeiros pré-molares emergem na cavidade oral, antes da erupção dos caninos permanentes.

Etapa 3: Extração dos primeiros pré-molares

Nesta etapa, os primeiros pré-molares são extraídos quando estão a emergir na cavidade oral e quando os caninos permanentes se desenvolveram para além de metade do comprimento da raiz. A extração dos primeiros pré-molares facilita a erupção adequada e o alinhamento dos caninos permanentes após o procedimento de extração em série, os dentes ficam razoavelmente alinhados. No entanto, o estabelecimento de uma intercuspidação adequada geralmente requer mecanoterapia ortodôntica de duração mínima, embora possa não ser necessária em alguns casos.

Um método de DEWEL modificado é aplicado a alguns casos em que os primeiros bicúspides são enucleados no momento da remoção dos molares primários, principalmente na arcada inferior, uma vez que os caninos seguem o padrão regular de erupção.

2. Método de Tweed:

Em 1966, Tweed propôs esta sequência de extração. Aproximadamente aos 8 anos de idade, todos os primeiros molares decíduos são extraídos. A menos que haja um envolvimento doentio dos tecidos moles em torno dos incisivos inferiores, ou incisivos superiores bloqueados, é preferível manter o canino decíduo para retardar a erupção dos caninos permanentes. Após 4 a 10 meses da extração, o 1º dente pré-molar já erupcionou até ao nível da gengiva. Não os remova até que as suas coroas atravessem o osso alveolar. Nesta altura, todos os quatro dentes pré-molares em erupção são removidos juntamente com os quatro caninos decíduos. Se isto for feito pelo menos 4 a 6 meses antes da erupção das cúspides permanentes, estas erupcionam e migram posteriormente para uma boa posição. As irregularidades dos incisivos inferiores corrigem-se a si próprias.

3. Método Nance:

O procedimento seguido nesta técnica é o mesmo que o do método de Nance. Sugere a remoção dos molares primários seguida da extração dos primeiros bicúspides e caninos decíduos.

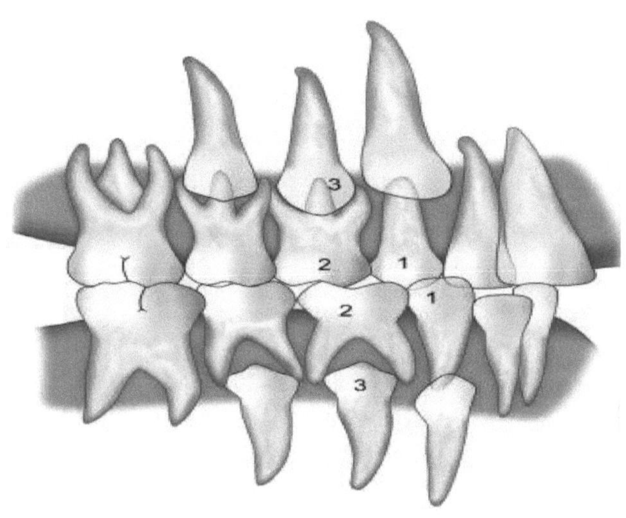

Figura 4.1

Método de extração em série de Dewel

(Courtesy: Muhamad, AH e Watted, N 2019, "Extração em série em ortodontia", *International Journal of Applied Dental Sciences)*

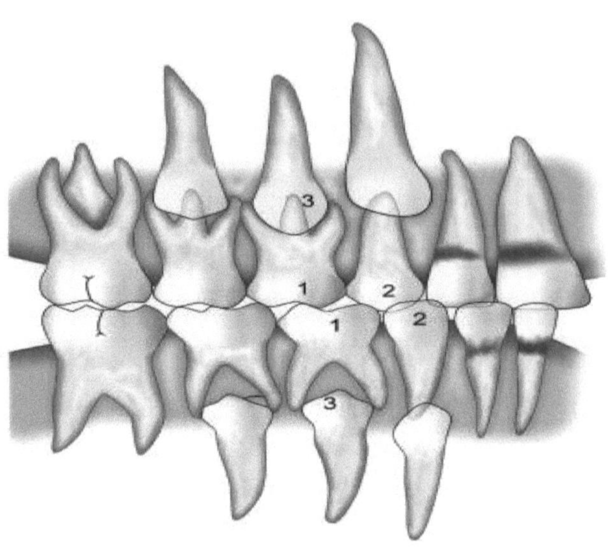

Figura 4.2

Método de extração em série de Tweed

(Courtesy: Muhamad, AH e Watted, N 2019, "Extração em série em ortodontia", *International Journal of Applied Dental Sciences)*

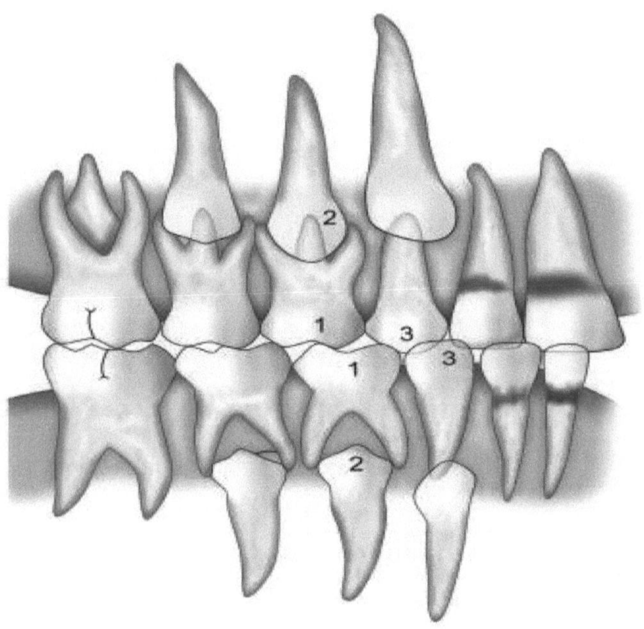

Figura 4.3

Método de extração em série de Nance

(Courtesy: Muhamad, AH e Watted, N 2019, "Extração em série em ortodontia", *International Journal of Applied Dental Sciences*)

4. Método de Moyer:

A região dos incisivos centrais é propensa a apinhamentos. Neste caso, recomenda-se o método de Moyer.

Passo 1: Todos os incisivos laterais primários devem ser extraídos para evitar o desalinhamento dos incisivos centrais.

Etapa 2: Depois de 7-8 meses, todos os caninos primários são extraídos para permitir a acomodação dos incisivos centrais.

Etapa 3: Esta etapa inclui a extração de todos os primeiros molares primários, o que acelera ainda mais a erupção dos primeiros bicúspides.

Passo 4: Neste último passo, todos os primeiros pré-molares são removidos após 7-8 meses, para que a erupção dos caninos possa ocorrer rapidamente e sem interrupções.

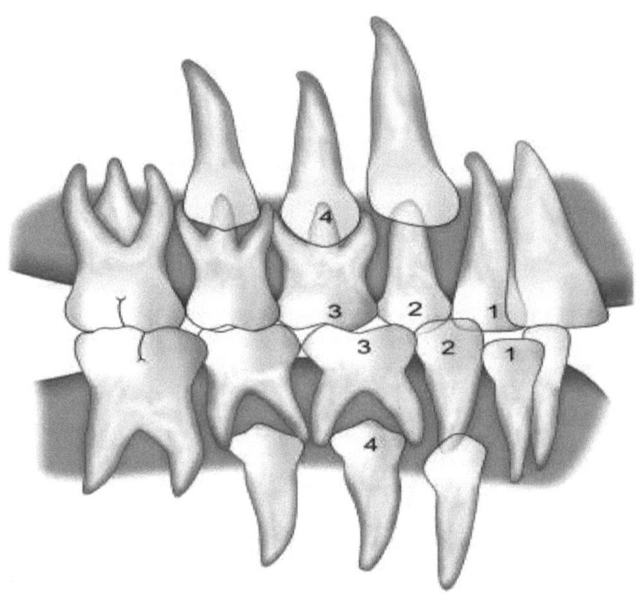

Figura 4.4

Método de extração em série de Moyer

(Courtesy: Muhamad, AH e Watted, N 2019, "Extração em série em ortodontia", *International Journal of Applied Dental Sciences*)

CAPÍTULO 5 - MORDIDA CRUZADA

Graber definiu a mordida cruzada como uma condição em que um ou mais dentes podem estar anormalmente mal posicionados, quer lingualmente, quer labialmente, em relação aos dentes opostos. Pode ser identificada clinicamente, quando os dentes inferiores estão numa posição vestibular ou labial em relação aos dentes superiores, de forma unilateral, bilateral, anterior e/ou posterior **(Sollenius et al, 2020)**. A má oclusão por mordida cruzada pode ter um componente esquelético, dentário ou a combinação de ambos.

ETIOLOGIA:

A etiologia de uma mordida cruzada inclui:

- Influência hereditária
- Comprimento inadequado da arcada dentária
- Dentes decíduos com retenção excessiva
- Dentes supranumerários
- Hábitos como chupar o dedo
- Discrepância esquelética-anteroposterior das arcadas
- Fenda labial e palatina

TIPOS DE MORDIDA CRUZADA:

Com base na origem, a mordida cruzada é de dois tipos:

1. Mordida cruzada dentária
2. Mordida cruzada esquelética

As mordidas cruzadas dentárias podem ser o resultado da inclinação ou rotação de um dente ou dentes. Neste caso, a condição é localizada e não envolve o osso basal. Por outro lado, as mordidas cruzadas esqueléticas envolvem uma desarmonia do esqueleto craniofacial.

Com base na localização, pode ser categorizado em:

1. Mordida cruzada anterior: A mordida cruzada anterior está presente quando um ou mais dos incisivos superiores estão em posição linguo-oclusal
2. Mordida cruzada posterior: A mordida cruzada posterior está presente quando as cúspides vestibulares dos molares e pré-molares superiores, de tal forma que os dentes inferiores ultrapassam vestibularmente os dentes superiores durante a oclusão. Pode ser:
    - Mordida cruzada vestibular unilateral com deslocamento
    - Mordida cruzada vestibular unilateral sem deslocação
    - Mordida cruzada vestibular bilateral
    - Mordida cruzada lingual unilateral
    - Mordida cruzada em tesoura lingual bilateral

A mordida cruzada anterior pode ocorrer na dentição decídua e mista devido a uma desarmonia entre os componentes esqueléticos, funcionais e dentários da criança. Isso é caracterizado por um ou mais dentes anterossuperiores ocluindo atrás do aspeto lingual dos dentes anteroinferiores **(Perrotta et al. 2019)**.

Na mordida cruzada anterior dentária, um ou mais dentes estão envolvidos. O perfil é reto em oclusão cêntrica e relação cêntrica. A relação molar e canina de classe I pode ser vista. Os ângulos SNA, SNB e ANB estão dentro dos limites normais. Pode dever-se a uma inclinação dentária axial anormal.

A pseudo Classe III ou mordida cruzada anterior funcional pode ser causada pela hiperpropulsão mandibular, que provoca uma posição inferior da língua e um contacto prematuro dos caninos que aprisiona a maxila superior. A mandíbula é avançada mesialmente, ocasionalmente, para obter a máxima intercuspidação. O paciente pode alcançar uma relação incisal de borda a borda em relação cêntrica. Existe uma relação molar de Classe III em oclusão cêntrica e uma relação de Classe I em relação cêntrica. O perfil facial é reto em relação cêntrica e côncavo em máxima intercuspidação.

A mordida cruzada anterior esquelética é caracterizada por uma relação molar e canina de Classe III em oclusão cêntrica e relação cêntrica. Não é possível obter uma relação de incisivos de borda a borda em relação cêntrica. A etiologia da má oclusão e a inclinação dos dentes afectados devem ser avaliadas. A expansão da arcada superior tem mais probabilidades de ser estável se os dentes a deslocar estiverem inicialmente inclinados para palatino. Os aparelhos utilizados para a expansão são a mola de Coffin, o aparelho Quad helix, a expansão rápida da maxila assistida cirurgicamente e o expansor palatino de Ni Ti. O paciente tem um perfil côncavo e um lábio superior retrusivo, queixo predominante e o ângulo ANB é negativo.

DIAGNÓSTICO DIFERENCIAL ENTRE MORDIDA CRUZADA DENTÁRIA E ESQUELÉTICA:

1. Avaliação dentária: Quando os incisivos estão em relação de borda a borda, e os incisivos inferiores estão retroinclinados, a má oclusão de Classe III compensada deve ser considerada. Deve ser feita uma avaliação clínica do under jet em associação com a relação molar da Classe III, juntamente com uma avaliação funcional.
2. Avaliação funcional: Uma avaliação da relação entre a mandíbula e a maxila para determinar qualquer discrepância na relação cêntrica (RC) ou na oclusão cêntrica (CO)
3. Avaliação do perfil: Um exame das proporções faciais, do queixo e das posições do rosto.

4. Avaliação cefalométrica: Determinar a posição da maxila e da mandíbula.

CONSEQUÊNCIAS DO ATRASO NO TRATAMENTO DA MORDIDA CRUZADA:

O adiamento do tratamento da mordida cruzada dentária simples pode ter repercussões graves. A mordida cruzada dentária anterior na dentição primária é frequentemente transferida para a dentição permanente de uma forma mais complexa se não for tratada durante as fases iniciais. Muitos relatórios indicam que a correção tardia desta anomalia pode causar:

- abrasão anormal do esmalte
- mobilidade e fratura de dentes anteriores
- reabsorção da placa alveolar labial e recessão gengival
- patose periodontal
- redução da circunferência do arco anterior, que pode resultar na impactação do canino
- perturbações da articulação temporomandibular.

Além disso, a má oclusão dentoalveolar e até mesmo esquelética de Classe III pode se desenvolver devido ao deslocamento mandibular ou ao subdesenvolvimento maxilar. Os desvios funcionais causam tensão muscular assimétrica e deslocamento condilar e, consequentemente, crescimento mandibular assimétrico **(Asiry et al, 2019)**.

GESTÃO:

1. MORDIDA CRUZADA ANTERIOR:

A presença ou ausência de deslocação anterior da relação cêntrica para a oclusão cêntrica durante o encerramento mandibular deve ser estabelecida como parte do diagnóstico. A distinção entre as verdadeiras más oclusões de classe III e pseudo classe III tem um impacto no plano de tratamento, prognóstico e estabilidade **(Khayat et al, 2021)**.

Factores a ter em conta no tratamento:

- Que tipo de movimento é necessário
- Sobremordida no final do tratamento
- Extração/não extração
- Se o movimento do dente oposto for necessário

É avaliado o tipo de movimento necessário para a correção. Os aparelhos removíveis podem ser considerados para o movimento de inclinação, enquanto o aparelho fixo é indicado para o movimento dentário de corpo. O aparelho deve incorporar caraterísticas como uma boa retenção anterior para contrariar o efeito de exposição do elemento ativo. Para libertar a oclusão com a arcada oposta, pode ser utilizado um plano de mordida ou um componente ativo para movimentar os dentes. Os aparelhos fixos podem ser indicados quando a sobremordida é insuficiente para reter os incisivos corrigidos. As molas helicoidais abertas podem ser utilizadas na mecânica de fio reto para criar um comprimento de arco suficiente para posicionar os dentes. Por vezes é necessário um torque radicular negativo para incisivos superiores posicionados palatalmente. Uma sobremordida adequada e uma inclinação normal do eixo longo do dente a ser tratado são importantes para a estabilidade da retenção **(Zhang et al, 2019)**.

❖ **Correção da Mordida Cruzada Anterior no grupo etário da pré-adolescência:**

1. Utilização de uma lâmina de língua: Este método pode ser utilizado para corrigir uma mordida cruzada em desenvolvimento. Uma lâmina de língua assemelha-se a um palito de gelado achatado, que é colocado dentro da boca em contacto com o dente em erupção com mordida cruzada no seu lado palatino. Durante o ligeiro encerramento dos maxilares, o lado oposto do dente entra em contacto com a face vestibular do dente mandibular oposto. As forças leves geradas durante este período podem ajudar o dente a atingir a melhor posição.

2. Aparelho de Catalão ou plano inclinado inferior: O plano inclinado inferior é construído num ângulo de 45 em relação ao plano oclusal maxilar e pode ser cimentado nos incisivos inferiores.
3. Máscaras faciais e expansão rápida da maxila: Este método pode ser utilizado quando ocorre uma deficiência esquelético-transversal no maxilar
4. Aparelho Frankel III: Pode ser utilizado para a correção de uma má oclusão esquelética de Classe III em desenvolvimento.
5. Aparelho de queixo em forma de taça: Pode ser utilizado para redirecionar o crescimento de uma mandíbula prognática.

❖ **Correção da Mordida Cruzada Anterior em Adolescentes e Adultos:**

1. Os aparelhos fixos podem ser utilizados para corrigir a mordida cruzada de um ou vários dentes.
2. Utilização de DAT

2. MORDIDA CRUZADA POSTERIOR:

1. A mola de caixão é um aparelho de arame em forma de ómega utilizado na correção da mordida cruzada em jovens com dentição em desenvolvimento. A expansão produzida é lenta e simétrica bilateralmente.
2. O Quad helix é um aparelho fixo, soldado a bandas molares cimentadas nos primeiros molares permanentes. Pode produzir uma expansão lenta e pode ser utilizado juntamente com o aparelho fixo. As forças geradas pelo aparelho podem ser controladas dependendo da quantidade de ativação. A reativação é feita com um alicate de três pontas.
3. A expansão rápida da maxila envolve um aparelho do tipo parafuso de hyrax capaz de dividir a sutura palatina média e provocar alterações esqueléticas num curto intervalo de tempo. O parafuso da ERM pode ser

incorporado em 2 tipos de aparelhos, a ERM com banda e a ERM com colagem.

4. Expansores de NiTi: São formas de fio de níquel-titânio que podem ser ligadas à bainha lingual que é soldada a bandas molares cimentadas nos primeiros molares permanentes superiores. Estão disponíveis vários tamanhos, que devem ser selecionados consoante a quantidade de expansão pretendida e a largura do palato antes do tratamento.

5. Os aparelhos ortodônticos fixos podem ser utilizados para a correção da mordida cruzada posterior, uma vez que proporcionam um controlo tridimensional sobre o dente. As arcadas podem ser mantidas ligeiramente expandidas ou contraídas, dependendo do movimento necessário. Os elásticos cruzados de 3/16 polegadas de diâmetro, exercendo uma força de 2,5 a 4,5 oz, podem ser usados para corrigir mordidas cruzadas de dentes individuais no segmento posterior.

CAPÍTULO 6 - CORRECÇÃO DE HÁBITOS ANORMAIS

O hábito é definido como uma tendência para um ato ou um ato que se tornou um desempenho repetido, relativamente fixo, consistente, fácil de executar e quase automático. - Boucher

Os hábitos orais são padrões aprendidos de contração muscular e têm uma natureza muito complexa. - Moyers

Os hábitos orais podem ser divididos em 2 grupos principais:

1. Hábitos orais adquiridos: Incluem os comportamentos que são aprendidos e que podem ser facilmente interrompidos e, quando a criança crescer, pode abandonar esse comportamento e começar outro.
2. Hábitos orais compulsivos: Consistem nos comportamentos que se fixam na criança e que, quando as pressões emocionais são intoleráveis para a criança, esta pode sentir-se segura com este hábito, e impedir a criança de ter estes hábitos torna-a ansiosa e preocupada.

Os hábitos estão associados à raiva, à fome, ao sono, à erupção dos dentes e ao medo. Algumas crianças apresentam mesmo hábitos orais para libertar a tensão mental. Estes hábitos podem ser a sucção não-nutritiva (polegar, dedo, chupeta e/ou língua), a mordedura dos lábios e o bruxismo. Estes hábitos podem resultar em danos na estrutura dentoalveolar; por conseguinte, os dentistas desempenham um papel crucial na prestação das informações necessárias aos pais. De acordo com um estudo efectuado por **Kharbanda et al. em 2003**, a prevalência de hábitos orais em raparigas do ensino secundário e em estudantes do ensino primário foi relatada como sendo de 87,9 e 30%, respetivamente. A intervenção precoce destes hábitos é necessária para prevenir os seus efeitos prejudiciais.

- **CHUPAR O DEDO:**

A sucção do polegar é definida como a colocação do polegar em profundidades variáveis na boca. A sucção do polegar é o hábito oral mais comum, e a sua prevalência é de 13 a 60% em algumas sociedades **(Larsson & Dahlin, 1985)**. Basicamente, a sucção é um dos reflexos naturais do bebé. Começam a chuchar no polegar ou noutros dedos enquanto estão no útero. Os bebés e as crianças pequenas podem chuchar no polegar, noutros dedos, em chupetas ou noutros objectos. Isto fá-los sentir seguros e felizes e ajuda-os a aprender sobre o seu mundo. A prevalência deste hábito diminui à medida que a idade aumenta e, na maioria dos casos, pára por volta dos 4 anos de idade. Existe uma relação entre o nível de educação dos pais, a alimentação da criança e o hábito de sucção **(Farsi et al, 1997)**. Se a criança optar por este hábito no primeiro ano de vida, os pais devem afastar o polegar suavemente e atrair a atenção da criança para outras coisas, como brinquedos. A partir do segundo ano de idade, a sucção do polegar diminui e aparece apenas na cama ou quando a criança está cansada. Algumas das crianças que não deixam de ter este hábito, abandonam-no quando os dentes permanentes nascem, mas há uma tendência para continuar a chuchar no dedo até à idade adulta.

A sucção do polegar pode ser classificada em 2 tipos:

1. Ativo: Neste tipo, há uma grande força exercida pelos músculos durante a sucção e, se este hábito se mantiver durante muito tempo, a posição dos dentes permanentes e a forma da mandíbula serão afectadas.
2. Passivo: Neste tipo, a criança coloca o dedo na boca, mas como não há força sobre os dentes e a mandíbula, este hábito não está associado a alterações esqueléticas.

Em caso de hábito ativo de chuchar no dedo, é preferível que a criança não seja censurada, provocada, ofendida, humilhada e castigada, porque estes métodos aumentam a ansiedade e, consequentemente, a incidência do hábito. O hábito de chupar no dedo a longo prazo tem efeitos nocivos na dentição e na fala. Na década de 1870, Camble e Jander relataram pela primeira vez que a sucção prolongada do dedo tem efeitos nocivos na dentição.

Os efeitos secundários da sucção do polegar/dedo são:

- Mordida aberta anterior
- Aumento do overjet
- Inclinação labial do incisivo superior
- Inclinação lingual do incisivo inferior
- Mordida cruzada posterior
- Impulso compensatório da língua
- Paladar profundo
- Defeito da fala
- Defeitos dos dedos (Eczema do dedo devido à alternância entre secura e humidade que ocorre e até angulações do dedo).

A gravidade das alterações na dentição devido à sucção do polegar/dedo está relacionada com a duração e o tempo de prática do hábito. Além disso, a posição do dedo na boca, a relação entre as arcadas dentárias e a saúde da criança afectam a gravidade das alterações.

As alterações dentárias devidas à sucção do dedo não necessitam de qualquer tratamento se o hábito for interrompido antes dos 5 anos de idade e, logo que se abandone o hábito, as alterações dentárias serão corrigidas espontaneamente. Na altura da erupção dos dentes anteriores permanentes e se a criança estiver motivada para deixar o hábito de chuchar no dedo, é altura de iniciar o tratamento da seguinte forma:

1. Entrevista direta com a criança se esta tiver maturidade suficiente para compreender
2. Encorajamento: Isto pode dar à criança mais orgulho e auto-confiança
3. Sistema de recompensas
4. Terapia de recordação

5. Aparelho ortodôntico: A fase final do tratamento é a utilização de um aparelho ortodôntico, fixo ou amovível, que pode desempenhar o papel de lembrete e reduzir a vontade de chuchar no dedo. Para os hábitos de longa duração ou para os pacientes que não querem, o aparelho intra-oral fixo é o inibidor mais eficaz. No caso de utilização de aparelhos fixos ou amovíveis, devemos alertar os pais para potenciais problemas na fala ou na alimentação durante as primeiras 24 a 48 horas, que são habituais e auto-corrigíveis. Os aparelhos recomendados para a correção da sucção do polegar/dedo são o berço palatino, a tela oral, os ancinhos de feno, o aparelho de erva azul e a hélice quádrupla. Após a fase ativa do tratamento, o aparelho deve permanecer no local durante mais 3 a 6 meses para minimizar o potencial de recaída.

❖ RESPIRAÇÃO PELA BOCA:

A respiração bucal é definida como a respiração habitual através da boca em vez do nariz. Por outras palavras, a respiração bucal refere-se ao estado de inspirar e expirar pela boca em vez do nariz. A respiração bucal é um problema muito comum. A literatura descreve a prevalência da respiração bucal como variando de 5 a 75% das crianças **(Nadaf et al, 2018)**.

Finn, em 1987, classificou a respiração bucal de acordo com a etiologia:

- Obstrutiva: Aumento da resistência ou obstrução completa do fluxo de ar normal através da passagem nasal.
- Habitual: Por uma questão de hábito ou persistência do hábito mesmo após a eliminação da causa obstrutiva.
- Anatómica: o lábio superior curto leva à incompetência dos lábios e, consequentemente, à respiração pela boca.

As caraterísticas etiológicas da respiração bucal incluem:

- Anomalias de desenvolvimento e morfológicas, como o desenvolvimento anormal da cavidade nasal, dos cornetos nasais e do lábio superior curto.

- obstrução artial devido a desvio do septo nasal, tumores benignos localizados.
- Infeção e inflamação da mucosa nasal, estomatite alérgica crónica, rinite atrófica crónica, adenóides e amígdalas aumentadas, pólipos nasais.
- Lesões traumáticas da cavidade nasal.
- Padrão genético - as crianças rectomorfas com um tipo genético de face e nasofaringe afiladas são propensas à obstrução nasal.

As caraterísticas clínicas da respiração motuh incluem:

- Lábios incompetentes
- Lábio superior curto
- Proclinação dos anterios
- Maxila e mandíbula retrognáticas
- Aumento do ângulo do plano mandibular

O principal aspeto do tratamento de um doente que respira pela boca é tratar e eliminar a causa subjacente ou a patologia que criou o hábito. A isto deve seguir-se um tratamento sintomático. Outros procedimentos e aparelhos que podem ser utilizados são os exercícios de respiração profunda, os exercícios labiais 15 a 30 min/dia durante 4 a 5 meses e o rastreio oral.

❖ TROCA DE LÍNGUA:

O impulso da língua é definido como uma condição em que a língua entra em contacto com qualquer dente anterior aos molares durante a deglutição. A posição anterior da língua também pode ser observada em repouso (respiradores bucais). Os padrões normais de deglutição após a infância envolvem um movimento suave e coordenado da língua em direção à parte posterior da boca. Este movimento consistente da língua para a frente pode causar erros de fala e dentes desalinhados. O posicionamento da língua para a frente durante o repouso tem a maior influência no desalinhamento dos dentes devido à duração da pressão. Os efeitos adversos do impulso da língua são os seguintes:

1. Anteriores superiores proclinados, espaçados e por vezes alargados, resultando num aumento do overjet.
2. Anteriores inferiores retroinclinados ou proclinados, dependendo do tipo de impulso da língua.
3. Presença de uma mordida aberta anterior.
4. Presença de mordidas cruzadas posteriores.
5. A perturbação da fala normalmente associada ao impulso da língua é a ceceio frontal, em que a língua é colocada entre os dentes para os sons s e z, e por vezes para sh, ch, j e g suave.

A linha de tratamento para estes hábitos inclui a remoção da etiologia, exercícios de retreinamento e uso de aparelhos mecânicos de contenção. Os aparelhos de contenção da língua são extremamente eficazes para quebrar o hábito de empurrar a língua. Eles criam uma barreira mecânica e impedem que a língua seja empurrada entre os incisivos. Na maioria dos casos com hábito severo de sucção do polegar/dígito, desenvolve-se uma mordida aberta anterior. Isto resultará no desenvolvimento de um hábito secundário de empurrar a língua. Por isso, nos casos de sucção prolongada do polegar ou do dígito, é necessário um aparelho que elimine estes dois hábitos. O Aparelho Híbrido de Correção de Hábitos (HHCA) pode ser utilizado para restringir e corrigir eficazmente o hábito de empurrar a língua, bem como o hábito de chuchar no dedo. O HHCA incorpora uma conta de língua, um berço palatino e um laço em U que é fixado nas bandas molares de cada lado. Outros aparelhos que podem ser utilizados para controlar o hábito de empurrar a língua incluem um protetor oral, um aparelho fixo/removível para quebrar o hábito, etc.

❖ **BRUXISMO:**

O bruxismo é definido como o ranger habitual dos dentes quando um indivíduo não está a mastigar ou a engolir. O bruxismo pode ser classificado como diurno ou noturno. As acções do sistema mastigatório dividem-se em 2 grupos:

- Acções funcionais como a mastigação, a fala e a deglutição

- Acções parafuncionais como o batimento dos dentes (cerramento) e o bruxismo.

As actividades funcionais são controláveis e ocorrem diariamente. As acções parafuncionais podem ser conscientes ou inconscientes e normalmente não produzem som. No entanto, o bruxismo noturno é inconsciente e, na maioria das vezes, com produção de som. O bruxismo do sono ocorre durante as fases 1 e 2 do sono sem movimentos rápidos dos olhos (REM) e do sono REM. O bruxismo do sono não afectaria a qualidade do sono da criança **(Kato et al, 2001)**. O bruxismo do sono tem 2 tipos: Primário ou idiopático e secundário ou iatrogénico. O tipo primário ocorre sem qualquer razão médica e o tipo secundário ocorre com o uso de medicamentos ou sem o uso de medicamentos.

Os factores de risco para o bruxismo são os seguintes

- Genética: 20 a 50% dos doentes com bruxismo do sono têm uma história familiar positiva.
- Idade: A prevalência deste hábito diminui com a idade.
- Fumo de cigarros: A prevalência de bruxismo do sono nos fumadores é 1,9 vezes superior à dos não fumadores
- Consumo de álcool e cafeína
- Stress

Os achados clínicos do bruxismo do sono incluem:

- Relato de sons de ranger ou de impacto dos dentes
- Erosão das superfícies oclusais dos dentes e rutura da reparação
- Hipertrofia dos músculos mastigatórios
- Hipersensibilidade dos dentes ao ar frio

O tratamento não inclui nenhum regime especial recomendado, mas a sensibilização do doente, os ajustamentos oclusais de qualquer contacto prematuro, os aparelhos intra-orais como talas oclusais ou protectores noturnos, a fisioterapia, o tratamento comportamental e medicamentos como o diazepam e o clonazepam têm sido considerados eficazes.

❖ **CHUPAR OU MORDER OS LÁBIOS:**

A criança pode ocasionalmente chupar o lábio quando está ansiosa, mas algumas chupam e mordem o lábio como um hábito deletério que pode causar dor e vermelhidão no lábio abaixo da borda do vermelhão. Este caso ocorre quase em todos os casos de lábio inferior **(Rachel et al, 2017)**.

As caraterísticas etiológicas da sucção/mordedura labial incluem

- Maloclusão
- Distúrbio da ATM
- Perturbação fisiológica como medo, stress, ansiedade ou comportamento repetitivo centrado no corpo (BFRB)
- Hiperatividade do músculo mental

Os achados clínicos da mordedura/sucção dos lábios incluem:

- Protrusão do incisivo maxilar
- Retrusão do incisivo mandibular
- Espaçamento generalizado na arcada superior
- Encolhimento na arcada anterior inferior
- Lábios vermelhos, gretados e irritados em baixo
- Rebordo vermelhão hipertrófico

O tratamento do morder/sugar os lábios depende da causa. As causas fisiológicas podem ser tratadas com modificação de hábitos, aconselhamento e terapias como a terapia cognitivo-comportamental e o treino de reversão de hábitos, enquanto as causas físicas requerem tratamento clínico, como a correção da causa subjacente. Os medicamentos prescritos para a mordedura/sucção dos lábios são os antidepressivos, como a clomipramina ou os inibidores selectivos da recaptação da serotonina **(Adrienne et al, 2018)**.

- **ROER AS UNHAS OU ONICOFAGIA:**

Roer as unhas é um problema médico comum e não tratado entre as crianças. Este hábito começa após os 3 a 4 anos de idade e atinge o seu pico aos 10 anos de idade. A sua taxa aumenta na adolescência, enquanto diminui mais tarde. De acordo com Tanaka 2008, não depende do género nas crianças com menos de 10 anos de idade, mas a sua incidência nos rapazes é maior do que nas raparigas entre os adolescentes. Trata-se de uma reação em resposta a perturbações psicológicas e algumas crianças mudam os seus hábitos de chuchar no dedo para roer as unhas. As complicações causadas pelo roer das unhas incluem:

- Má oclusão dos dentes anteriores
- Reabsorção da raiz dos dentes
- Infeção bacteriana
- Destruição alveolar.
- Dor e disfunção da articulação temporo-mandibular.

Estudos demonstraram que as pessoas que roem as unhas têm um tipo de perturbação psicológica, especialmente a perturbação de défice de atenção e hiperatividade (PHDA), que é mais grave nos rapazes do que nas raparigas. Este hábito, em idades mais avançadas, será substituído por outros hábitos como mastigar os lábios, mascar pastilha elástica ou fumar **(Finn, 1998)**. As crianças que roem as unhas devem ser avaliadas para detetar problemas emocionais. Para além disso, a aplicação de verniz ou de líquidos desagradáveis nas unhas pode ser uma opção terapêutica.

- **HÁBITOS MASOQUISTAS:**

O comportamento masoquista é uma terminologia utilizada para descrever qualquer comportamento em que uma pessoa causa danos a si própria, geralmente como forma de lidar com situações ou sentimentos avassaladores **(Shah et al, 2022)**. Os hábitos masoquistas são definidos como actos repetitivos que resultam em danos físicos para o indivíduo. Os sinónimos para o mesmo são hábitos auto-lesivos, hábitos sado-masoquistas, hábitos auto-mutilantes.

A etiologia dos hábitos masoquistas pode ser classificada como orgânica e funcional. As causas orgânicas estão associadas à doença de Lesch-Nyhan e à síndrome de De Lange **(John et al, 2013)**. As causas funcionais são dadas por Stewart e Kernohan em 1972 e sugeriram um sistema de classificação para lesões auto-infligidas:

- Tipo A: As lesões são sobrepostas a uma condição pré-existente, como lesões herpéticas ou infeção gengival localizada.
- Tipo B: As lesões são secundárias a hábitos estabelecidos, como chuchar nos dedos ou roer as unhas.
- Tipo C: Lesões com etiologia desconhecida ou complexa. Trata-se, nomeadamente, de lesões devidas a problemas psicológicos.

As caraterísticas dos hábitos masoquistas incluem:

- Mordedura de dedos, joelhos, ombros
- Impulso do frénulo
- Picotagem da gengiva
- Inserção de objectos afiados na cavidade oral

O tratamento do comportamento autolesivo requer geralmente uma aprovação multidisciplinar. O ensaio de tratamento inclui três categorias principais: farmacológico, modificação do comportamento e restrições físicas. Deve ter-se o cuidado de lidar com esta forma de comportamento com uma componente emocional subjacente. Também tem sido defendida uma terapia paliativa seguida de mecanoterapia, utilizando almofadas de proteção e protectores bucais.

CAPÍTULO 7 - APARELHOS MIOFUNCIONAIS

De acordo com Moyers, os aparelhos funcionais são aparelhos amovíveis soltos concebidos para alterar o ambiente neuromuscular da região orofacial para melhorar o desenvolvimento oclusal e/ou o crescimento do esqueleto craniofacial.

De acordo com Profit, os aparelhos funcionais são aparelhos que alteram a postura da mandíbula, mantendo-a aberta ou fechada e para a frente ou para trás.

De acordo com WHITE, GARDNER, LEIGHTON: Um aparelho funcional aproveita as forças naturais que transmite aos dentes e ao osso alveolar numa direção predeterminada.

Os aparelhos funcionais são aparelhos que actuam quer controlando as forças musculares, quer impedindo que forças musculares aberrantes actuem sobre a dentição.

TIPOS DE APARELHOS FUNCIONAIS:

Classificação básica:

1. Aparelhos funcionais removíveis: Estes são aparelhos funcionais que podem ser removidos e inseridos na boca pelo paciente à sua vontade. Por exemplo, activator, bionator, Frankel.
2. Aparelhos funcionais fixos: São aparelhos funcionais que são colocados nos dentes por um operador e que não podem ser removidos pelo paciente à vontade.
3. Aparelhos funcionais removíveis e fixos: Estes aparelhos estão disponíveis tanto fixos como amovíveis. Por exemplo, twin block, Herbest, etc.

4. Aparelhos funcionais semi-fixos ou aparelhos fixos amovíveis: Trata-se de aparelhos funcionais em que alguns componentes são montados e outros são amovíveis. Por exemplo, os aparelhos Denholtz, Bass, etc.

Tom Graber Classificação:

- Grupo A: Aparelhos suportados pelos dentes. Por exemplo, aparelho de catlans, planos inclinados, etc.
- Grupo B: Aparelhos que suportam os dentes/tecidos. Por exemplo, activator, bionator, protecções labiais, etc.
- Grupo C: Aparelhos posicionados vestibularmente com suporte isolado do dente/tecido. Por exemplo, aparelho de Frankel, tela vestibular.

Classificação por lucro:

1. Aparelhos passivos de origem dentária - Aparelhos miotónicos: São aparelhos suportados pelos dentes que não têm componentes mecânicos intrínsecos geradores de força, como molas ou parafusos. Dependem da atividade muscular para produzir os resultados de tratamento desejados. Por exemplo, o ativador de Andresen, o bionator de Balter e o aparelho de Herbest.
2. Aparelhos dentários activos - Aparelhos miodinâmicos: São modificações de aparelhos funcionais dentários passivos com modificações que incluem parafusos de expansão ou outros componentes activos como molas para fornecer força intrínseca para alterações transversais ou anteroposteriores. Por exemplo, o ativador elástico aberto (EOA), o aparelho de Bimler, o bionator modificado, o aparelho stockfish, o kinetor, etc.
3. Aparelho passivo de suporte tecidular: Os aparelhos estão localizados principalmente no vestíbulo e têm pouco ou nenhum contacto com a dentição. Exemplos incluem o regulador funcional de Frankel.
4. Aparelhos activos transmitidos pelos tecidos: Os aparelhos estão localizados no vestíbulo e têm contacto com a dentição e transmitem

forças através de algum componente do aparelho. Por exemplo, protecções labiais, protecções orais, etc.

5. Aparelhos magnéticos ortopédicos funcionais (FOMA)

Classificação baseada na transmissão de força:

- Aparelhos do Grupo I: Estes aparelhos transmitem a força muscular diretamente aos dentes para efeitos de correção da má oclusão. Por exemplo, plano inclinado.
- Aparelhos do grupo II: Reposicionam a mandíbula e a força resultante é transmitida aos dentes e a outras estruturas. Por exemplo, o ativador e o bionator.
- Aparelhos do Grupo III: Também reposicionam a mandíbula mas a sua área de atuação é o vestíbulo fora da arcada dentária. Por exemplo, o aparelho de Frankel e a tela vestibular.

PRINCÍPIOS DA TERAPIA FUNCIONAL COM APARELHOS:

1. **Aplicação de força:** O uso do aparelho pelo paciente resulta na transmissão/ aplicação de tensões compressivas direta ou indiretamente sobre as estruturas envolvidas (dentição e osso basal). Isso resulta em uma alteração primária na função e uma adaptação secundária na forma. A maioria dos aparelhos funcionais (removíveis e fixos) funciona segundo este princípio.

2. **Eliminação de forças:** O uso do aparelho pelo paciente resulta na eliminação de forças musculares anormais e restritivas ou de outros factores ambientais que tentam modificar a função normal e, consequentemente, a forma adequada das estruturas. A eliminação destas forças abberantes restaura a função normal e ajuda no desenvolvimento correto e normal das estruturas orofaciais.

INDICAÇÕES DE APARELHOS FUNCIONAIS:

1) Maloclusões de Classe II dentárias e esqueléticas, particularmente em casos com deficiências mandibulares.
2) O doente deve estar em idade de crescimento.
3) Arcadas dentárias bem alinhadas.
4) Mandíbula posicionada posteriormente.
5) Discrepância esquelética grave.
6) Inclinação lingual dos incisivos mandibulares.
7) Padrão de crescimento favorável

CONTRA-INDICAÇÕES DOS APARELHOS FUNCIONAIS:

1) Classe II esquelética devido a prognatismo maxilar.
2) Produtor orientado verticalmente.
3) Inclinação labial dos incisivos inferiores.
4) Aglomeração de pessoas.

VANTAGENS DOS APARELHOS FUNCIONAIS:

1) É utilizado para tratar certos tipos de más oclusões que ocorrem durante o período de dentição mista ou no início do período de dentição permanente, aproveitando o potencial de crescimento e provocando alterações principalmente nas arcadas dentárias e melhorando o perfil do paciente.
2) É utilizado para eliminar a função anormal do músculo perioral que interfere com o crescimento ósseo normal.
3) O tratamento pode ser iniciado logo na fase da dentição mista.
4) Estes não têm quaisquer efeitos secundários da mecanoterapia, como a descalcificação do esmalte e a inflamação crónica da gengiva.
5) É mais fácil manter a higiene oral com estes aparelhos.

DESVANTAGENS DOS APARELHOS FUNCIONAIS:

1) Não é útil no tratamento de doentes adultos em que o período de crescimento ativo está concluído.
2) A capacidade de cooperação do paciente em seguir as instruções e usar o aparelho é de importância vital no tratamento desses casos.
3) Só pode ser utilizado para corrigir as relações da arcada óssea basal, pelo que não pode corrigir más oclusões dentárias como rotações, apinhamentos, etc.
4) A terapia com aparelhos fixos pode ser necessária para o detalhe final ou para a posição final do dente.
5) Têm tendência para aumentar a altura facial inferior, pelo que não podem ser utilizados em doentes com mandíbula em rotação para trás

APARELHOS FUNCIONAIS UTILIZADOS PARA A CORRECÇÃO DA MÁ OCLUSÃO DE CLASSE II:

I. **Aparelhos funcionais amovíveis:**

1) **Ativador:** Este aparelho removível foi desenvolvido por Andresen em 1908 e posteriormente popularizado como aparelho Andresen-Haupl. O ativador original de Andresen era rígido, suportado pelo dente e pouco ajustado. Era um aparelho volumoso, com blocos de acrílico cobrindo o palato e ambas as arcadas. Além disso, foi construído para segurar a mandíbula numa posição protrusiva, ou para fazer com que a mandíbula ocluísse numa posição protrusiva.

2) **Bionator:** Wilhelm Balters desenvolveu activadores de volume reduzido, conhecidos como bionators. Os componentes superior e inferior do bionator estavam ligados por um fio, facilitando a ativação progressiva.

3) **Regulador funcional 2 (FR2):** Foi desenvolvido pelo Dr. Rolf Fränkel. Ele apresentou registos de pacientes que obtiveram grandes alterações oclusais e melhoria da aparência facial com a utilização de um grupo de

aparelhos que são designados por reguladores funcionais (FR). A primeira versão deste aparelho, o FR1, foi utilizada na má oclusão de Classe II com dentes desalinhados; o FR2 foi utilizado em pacientes com um grande overjet ou sobremordida profunda; o FR3 para a correção da má oclusão de Classe III; e o FR4 para a correção da mordida aberta anterior. O FR2 tinha escudos vestibulares para remover a influência da musculatura vestibular na dentição, permitindo uma expansão sem oposição devido à posição e atividade da língua. Além disso, ao incorporar os escudos vestibulares, Fränkel acreditava que era dado mais espaço à língua para permitir a realização de exercícios linguais.

4) **Aparelho monobloco:** Foi desenvolvido por Pierre Robin em 1902. Este aparelho monobloco era um aparelho de salto de mordida de vulcanite único que era utilizado para posicionar a mandíbula para a frente em pacientes com má oclusão de Classe II devido a deficiência mandibular.

5) **Aparelho de bloco duplo:** Foi desenvolvido pela primeira vez por William Clark em 1977. Originalmente, era feito de blocos de acrílico cortados a 45 graus em relação ao plano oclusal; desde então, foi modificado para 70 graus para proporcionar um melhor encaixe dos blocos e um posicionamento mais positivo para a frente. As forças não são aplicadas diretamente nos incisivos superiores. A retenção do aparelho superior é conseguida através de cribs de Adams nos primeiros molares superiores e cribs adicionais nos primeiros pré-molares superiores, se estes estiverem erupcionados. O aparelho inferior tem cribs de Adams nos primeiros pré-molares e primeiros molares inferiores, normalmente feitos de aço inoxidável de 0,7 mm. A retenção adicional é assegurada por grampos de bola nos incisivos inferiores.

II. Aparelhos funcionais fixos:

A. Aparelhos funcionais fixos rígidos:

1. **Aparelho de Herbst:** É o primeiro aparelho funcional fixo desenvolvido por Emil Herbst em 1909. Mais tarde, foi popularizado por Pancherz (1979). Consiste num mecanismo telescópico bilateral (Figura 1.6) que mantém a mandíbula numa posição protruída. O aparelho de Herbst pode ser bandado, fundido, com tala acrílica ou cantilever bite jumper.

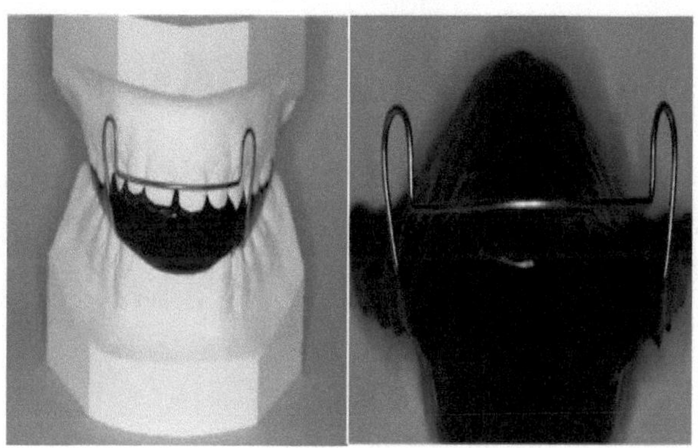

Figura 7.1

Ativador

(*Courtesy*: Wishney, M, Darendeliler, MA e Dalci, O 2019, "Terapia miofuncional e aparelhos funcionais pré-fabricados: An overview of the history and evidence", *Australian Dental Journal*)

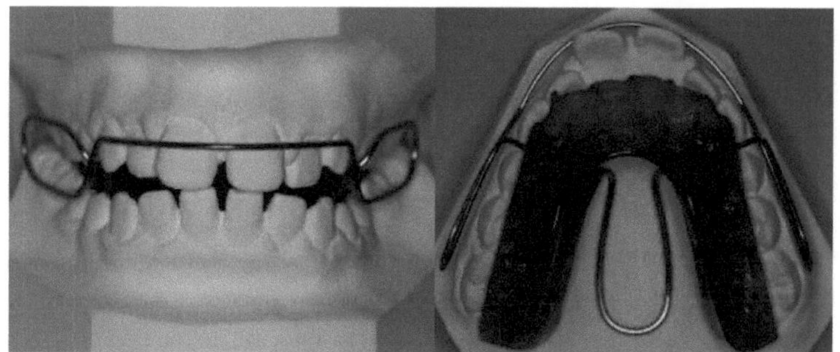

Fig. 7.2

Bionizador

(*Courtesy*: Wishney, M, Darendeliler, MA e Dalci, O 2019, "Terapia miofuncional e aparelhos funcionais pré-fabricados: An overview of the history and evidence", *Australian Dental Journal*)

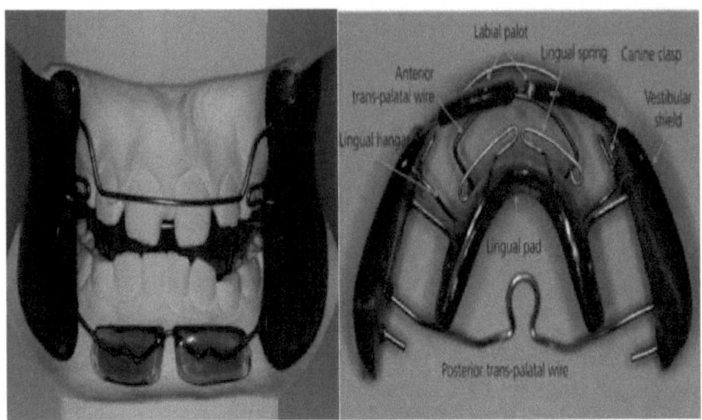

Fig. 7.3

Regulador funcional Frankel 2

(*Courtesy*: Wishney, M, Darendeliler, MA e Dalci, O 2019, "Terapia miofuncional e aparelhos funcionais pré-fabricados: An overview of the history and evidence", *Australian Dental Journal*)

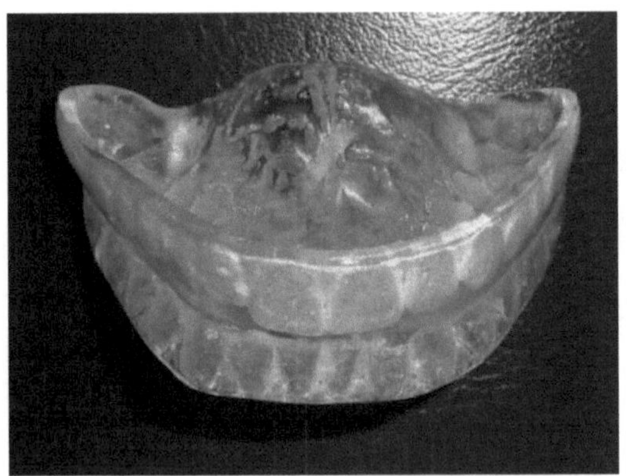

Fig. 7.4

Aparelho monobloco

(*Courtesy*: Wishney, M, Darendeliler, MA e Dalci, O 2019, "Terapia miofuncional e aparelhos funcionais pré-fabricados: An overview of the history and evidence", *Australian Dental Journal*)

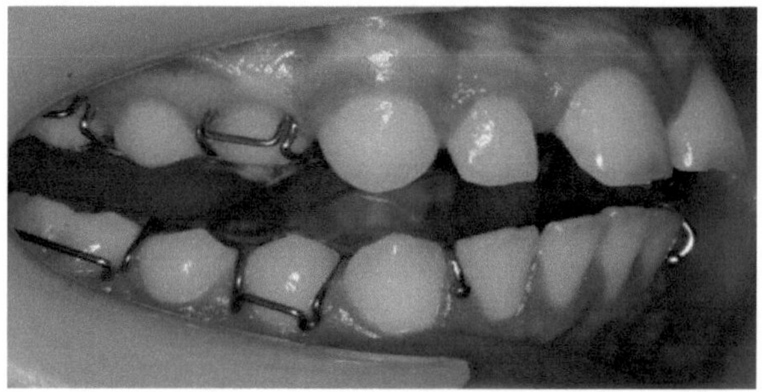

Fig. 7.5

Aparelho de bloco duplo

(*Courtesy*: Wishney, M, Darendeliler, MA e Dalci, O 2019, "Terapia miofuncional e aparelhos funcionais pré-fabricados: An overview of the history and evidence", *Australian Dental Journal*)

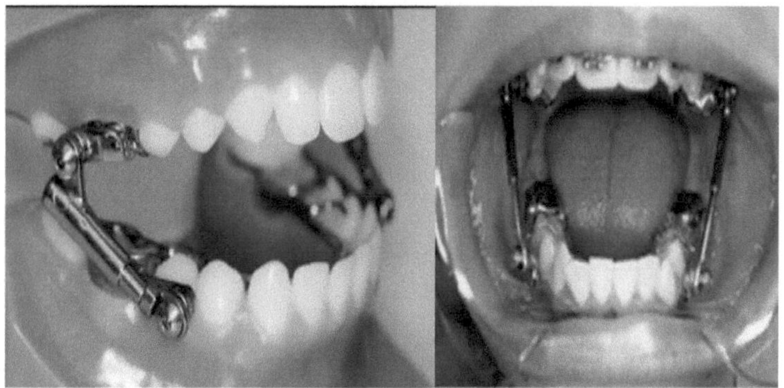

Fig. 7.6

Aparelho Herbst

(*Courtesy*: Wishney, M, Darendeliler, MA e Dalci, O 2019, "Terapia miofuncional e aparelhos funcionais pré-fabricados: An overview of the history and evidence", *Australian Dental Journal*)

B. Aparelhos funcionais fixos flexíveis:

1. **Jasper Jumper:** Foi desenvolvido em 1987 por J.J. Jasper e popularizado a partir de então. Foi o primeiro aparelho funcional fixo flexível a aplicar uma força distal e intrusiva nos molares superiores, juntamente com uma força mesial e intrusiva nos incisivos inferiores. Consiste em molas revestidas a vinil, fixadas aos tubos do aparelho extrabucal dos molares superiores e ligadas diretamente ao fio da arcada inferior, imediatamente distal aos caninos, ou a um fio de bypass seccionado de uma cuba auxiliar no molar inferior até imediatamente distal ao canino inferior.

2. **Mola Eureka:** Foi deselaborada pela DeVincenz em 1997, com uma ação semelhante à dos outros aparelhos funcionais fixos flexíveis. Trata-se de uma mola helicoidal de enrolamento aberto, envolvida num conjunto de êmbolo telescópico triplo, com encaixes flexíveis de bola e soquete.

3. **Forsus:** O Forsus original foi desenvolvido por Bill Vogt em 2001 e estava ligado aos tubos dos molares superiores e ao fio da arcada inferior, semelhante ao Jasper Jumper, mas consistindo numa mola plana ou fita de Nitinol. O desenho mais recente do Forsus FRD (dispositivo resistente à fadiga) consiste numa mola de pressão inter-maxilar ligada ao tubo do aparelho extrabucal do molar superior e numa haste de pressão ligada distalmente ao canino inferior ou ao primeiro pré-molar, em conjunto com o aparelho fixo.

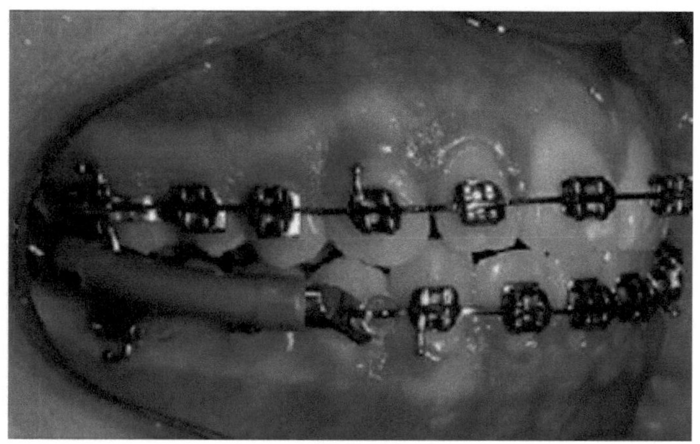

Fig. 7.7

Camisola Jasper

(*Courtesy*: Wishney, M, Darendeliler, MA e Dalci, O 2019, "Terapia miofuncional e aparelhos funcionais pré-fabricados: An overview of the history and evidence", *Australian Dental Journal*)

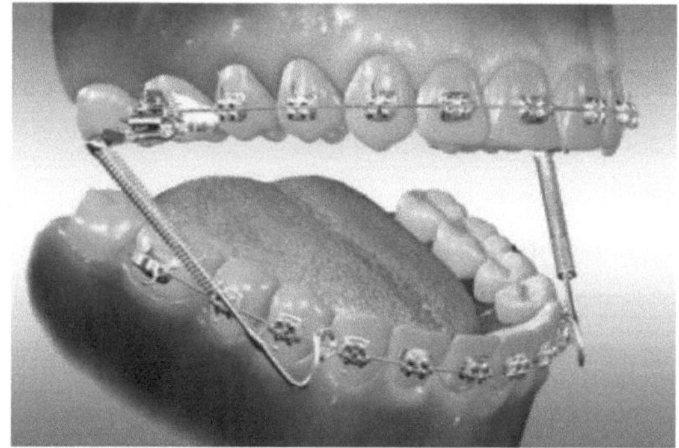

Fig. 7.8

primavera de Eureka

(*Courtesy*: Wishney, M, Darendeliler, MA e Dalci, O 2019, "Terapia miofuncional e aparelhos funcionais pré-fabricados: An overview of the history and evidence", *Australian Dental Journal*)

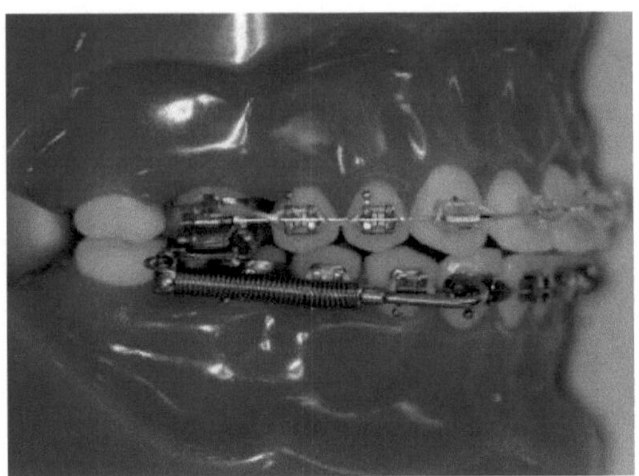

Fig. 7.9

Forsus FRD (dispositivo resistente à fadiga)

(*Courtesy*: Wishney, M, Darendeliler, MA e Dalci, O 2019, "Terapia miofuncional e aparelhos funcionais pré-fabricados: An overview of the history and evidence", *Australian Dental Journal*)

Aparelhos funcionais na má oclusão de Classe III:

Os efeitos dos aparelhos funcionais na correção da Classe III parecem ser principalmente dentoalveolares, nomeadamente:

1. Proclinação dos incisivos superiores.
2. Retroinclinação dos incisivos inferiores.
3. Rotação da mandíbula para baixo e para trás.
4. Aumento da altura da face anterior inferior.

Indicações de aparelhos funcionais na má oclusão de classe III:

1. Relação esquelética III ligeira a moderada.
2. Média de redução da altura da face inferior e do ângulo dos planos Frankfurt-mandibular.
3. Mordida cruzada anterior com deslocamento da relação cêntrica para a oclusão cêntrica.
4. Sobremordida média ou aumentada.

5. Incisivos superiores verticalizados ou retroinclinados.
6. Incisivos mandibulares verticalizados ou proclinados.

Aparelhos funcionais utilizados para a correção da má oclusão de classe III:

1. **Regulador funcional Frankel 3 (FR3):** Este é provavelmente o aparelho funcional mais facilmente reconhecido e comumente usado para a correção da Classe III. É um aparelho de tecido mole que consiste numa estrutura de arame à qual são fixadas almofadas acrílicas e escudos desenhados para deslocar os tecidos moles e músculos que restringem o desenvolvimento maxilar. Os escudos vestibulares do aparelho FR3, assim como no FR2, são posicionados vestibularmente, estendendo-se a partir da profundidade dos sulcos para deslocar a força dos bucinadores e dos músculos periorais para longe da dentição. As almofadas labiais estão situadas no vestíbulo labial superior, acima dos dentes, e estendem-se para remover a força do lábio superior da maxila.

2. **Aparelho Twin Block invertido:** O aparelho Twin Block foi originalmente descrito por William Clark e provou ser um aparelho funcional muito popular para a correção da Classe II, particularmente no Reino Unido. Esta popularidade está relacionada com o seu design simples e conceito subjacente. Também tende a ser robusto e bem tolerado e pode ser usado em função sem impedir a fala ou a alimentação. Além disso, possui um efeito de Classe II muito potente e eficiente, resultando em resultados dento-alveolares significativos. Clark também descreveu uma versão do aparelho para correção da Classe III, cuja premissa básica é a inversão dos blocos, de modo que o bloco inferior oclua distalmente ao bloco superior.

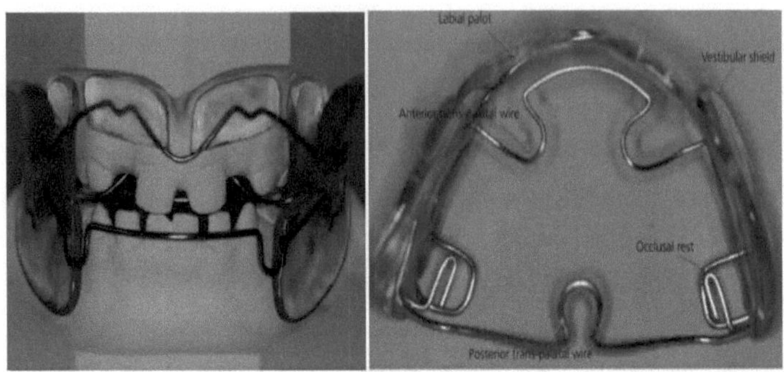

Fig. 7.10

Regulador funcional Frankel 3

(*Courtesy*: Wishney, M, Darendeliler, MA e Dalci, O 2019, "Terapia miofuncional e aparelhos funcionais pré-fabricados: An overview of the history and evidence", *Australian Dental Journal*)

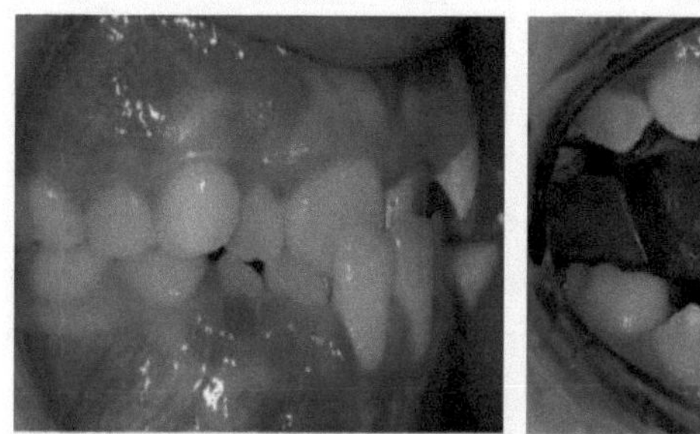
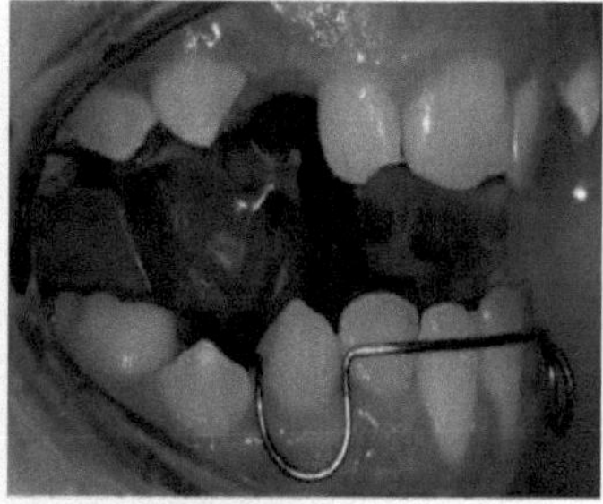
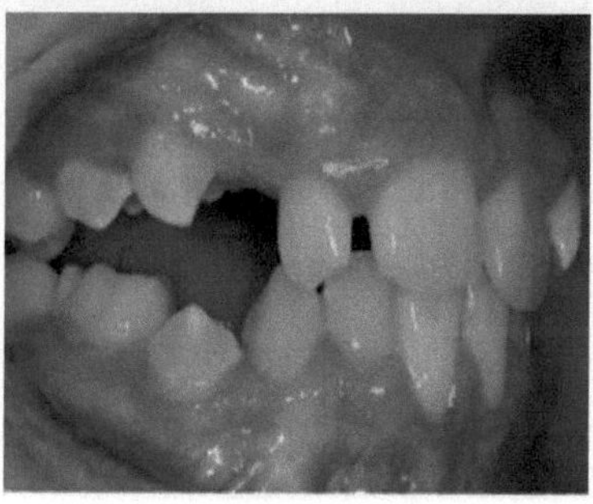

Fig. 7.11

Aparelho de bloco duplo invertido

(*Courtesy*: Wishney, M, Darendeliler, MA e Dalci, O 2019, "Terapia miofuncional e aparelhos funcionais pré-fabricados: An overview of the history and evidence", *Australian Dental Journal*)

CONCLUSÃO

Um sorriso atrativo com uma boa apresentação dos dentes é importante para o bem-estar psicológico. Há uma série de objectivos que devem ser visados quando se considera a atratividade dentária; tais como a simetria, o alinhamento, a linha do sorriso, a forma da arcada dentária e o contorno gengival, bem como a qualidade e a morfologia do próprio tecido dentário. A gestão ortodôntica da dentição em desenvolvimento é importante para garantir que a dentição estabelecida esteja na posição mais funcional e estética. O reconhecimento e a eliminação imediatos do desalinhamento e da má posição são facilitados pela ortodontia interceptiva, uma vez que reduzem ou eliminam a gravidade da má oclusão em desenvolvimento.

O tratamento intercetivo em Odontopediatria é uma forma preventiva que pode corrigir total ou parcialmente a má oclusão diagnosticada. Desempenham um papel significativo na orientação do desenvolvimento correto dos maxilares e dos dentes, prevenindo problemas ortodônticos mais graves no futuro e reduzindo potencialmente a necessidade de tratamento ortodôntico extensivo mais tarde na vida.

Os procedimentos interceptivos oferecem uma abordagem proactiva para resolver problemas ortodônticos em crianças em crescimento. A intervenção precoce pode potencialmente reduzir a necessidade de tratamentos ortodônticos mais complexos no futuro, levando a percursos ortodônticos mais curtos e menos invasivos para as crianças.

BIBLIOGRAFIA

1. Andersen, WS 1963, "The relationship of the tongue-thrust syndrome to maturation and other factors", American Journal of Orthodontics, vol. 49, no. 4, pp. 264- 75.
2. Bahreman, A 2013, "Early-age orthodontic treatment", 1ª edição, Quintessence Pub Co, Berlim, Alemanha.
3. Bayrak, S and Tunc, ES 2008, "Treatment of anterior dental crossbite using bonded resin-composite slopes", *European Journal of Dentistry*, vol. 2, no. 4, pp. 303- 6.
4. Bishara, SE 2001, "Textbook of orthodontics", 7ª Edição, Saunders, Filadélfia.
5. Bishara, SE e Ziaja, RR 1989, "Functional appliances: a review", American Journal of Orthodontics and Dentofacial Orthopedics, vol. 95, no. 3, pp. 250-8.
6. Bishara, SE, Hoppens, BJ, Jakobsen, JR e Kohout, FJ 1988, "Changes in the molar relationship between the deciduous and permanent dentitions: a longitudinal study", American Journal of Orthodontics and Dentofacial Orthopedics, vol. 93, no. 1, pp.19- 28.
7. Bishara, SE, Khadivi, P e Jakobsen, JR 1995, "Changes in tooth size-arch length relationships from the deciduous to the permanent dentition: A longitudinal study", American Journal of Orthodontics and Dentofacial Orthopedics, vol. 108, no. 6, pp. 607-13.
8. Borrie, F e Bearn D 2011, "Early correction of anterior crossbites: a systematic review", Journal of orthodontics, vol. 38, no. 3, pp. 175-84.
9. Butt, S, Chaudhry, S, Javed, M, Wahid, A, Ehsan, A, Malik, S e Khan, AA 2012, "Mixed dentition space analysis: a review", Pakistan Oral & Dental Journal, vol. 32, no. 3, pp. 57-61.
10. Ch, SN 2011, "Ortodontia interceptiva - uma breve revisão"
11. Ciftci, V and Uzel, A 2021, "Efeitos dento-esqueléticos do aparelho miofuncional em pacientes com classe II div 1 na fase de dentição mista: Um estudo cefalométrico", *Pediatric Dental Journal*, vol. 31, no. 3, pp. 235-41.

12. Dean, JA ed 2021, "McDonald and Avery's dentistry for the child and adolescent", Elsevier Health Sciences.
13. Fricker, J, Kharbanda, OP e Dando, J 2013, "Orthodontic diagnosis and treatment in the mixed dentition" (Diagnóstico e tratamento ortodôntico na dentição mista), *Handbook of Pediatric Dentistry (Manual de Odontopediatria*).
14. Graber, TM 1971, "Serial extraction: a continuous diagnostic and decisional process", American Journal of Orthodontics, vol. 60, no. 6, pp.541-75.
15. Irwin, RD, Herold, JS e Richardson, A 1995, "Mixed dentition analysis: a review of methods and their accuracy", *International journal of paediatric dentistry*, vol. 5, no. 3, pp.137- 42.
16. Kerosuo, H 2002, "The role of prevention and simple interceptive measures in reducing the need for orthodontic treatment", Medical Principles and Practice, vol. 11, no. 1, pp.16-21.
17. Kjellgren, B 1948, "Serial extraction as a corrective procedure in dental orthopedic therapy", Ata Odontologica Scandinavica, vol. 8, no. 1, pp. 17-43.
18. Kumari, AV, Vivek, K, Reddy, V e Anitha, S 2017, "Quebrando o hábito de empurrar a língua: When Compliance Is Essential-A Case Report", *World Journal of Research and Review*, vol. 5, no. 1, pp. 54-6.
19. Marwah, N 2018, "Textbook of pediatric dentistry", JP Medical Ltd.
20. Moyers, RE 1988, "Handbook of orthodontics", Year Book Medical Publishers, Chicago.
21. Muhamad, AH e Watted, N 2019, "Extração em série em ortodontia", *International Journal of Applied Dental Sciences*, vol. *5, no.* 3, pp.370-8.
22. Nance, HN 1947, "The limitations of orthodontic treatment: I. Mixed dentition diagnosis and treatment", American Journal of Orthodontics and Oral Surgery, vol. 33, no. 4, pp. 177- 223.
23. Noar, J 2014, "Interceptive Orthodontics: Um Guia Prático para a Gestão Oclusal", John Wiley & Sons.
24. Paglia, L 2023, "Interceptive orthodontics: awareness and prevention is the first cure", *European Journal of Paediatric Dentistry*, vol. 24, n.º 1, pp. 5.

25. Paul, DT e Smitha, M 2019, "Correção precoce da mordida cruzada anterior na dentição decídua", *RGUHS Journal of Dental Sciences*, vol.*11, no.* 2, pp. 13-6.
26. Pellegrino, M, Cuzzocrea, ML, Rao, W, Pellegrino, G e Paduano, S 2020, "Myofunctional treatment of anterior crossbite in a growing patient", *Case Reports in Dentistry*, vol. 1, no. 4, pp: 57-62.
27. Peng, CL, Jost-Brinkmann, PG, Yoshida, N, Miethke, RR e Lin, CT 2003, "Differential diagnosis between infantile and mature swallowing with ultrasonography", The European Journal of Orthodontics, vol. 25, no. 5, pp. 451- 6.
28. Proffit, WR 1972, "Lingual pressure patterns in the transition from tongue thrust to adult swallowing", Archives of oral biology, vol. 17, no. 3, pp. 555-63.
29. Proffit, WR, Fields, HW, Larson, B e Sarver, DM 2018, "Contemporary orthodontics", Elsevier Health Sciences.
30. Singaraju, GS e Chetan, K 2009, "Tongue thrust habit-a review", Ann essences dent, vol. 1, no. 2, pp. 14-23.
31. Shah, SS, Nankar, MY, Bendgude, VD e Shetty, BR 2021, "Terapia miofuncional orofacial no hábito de empurrar a língua: A narrative review", *International Journal of Clinical Pediatric Dentistry*, vol. 14 no. 2, pp. 298.
32. Singh, RN, Shahi, AK, Ramesh, V, Sharma, S, Kumar, S e Chandra, S 2019, "Prevalência de má oclusão e necessidades de tratamento ortodôntico entre crianças de 12-15 anos de idade em Patna, Índia Oriental", Journal of Family Medicine and Primary Care, vol. 8, no. 9, pp. 2983.
33. Siqueira Filho, MA, IJ, KE, Bernardes Da Rosa, AP, Berlanga de Araujo, TS and Ramires, MA 2015, "Ortodontia preventiva e interceptativa: Revisão de sua importância", International Journal of Development Research, vol. 5, no. 10, pp. 5784-8.
34. Vegesna, M, Chandrasekhar, R e Chandrappa, V 2014, "Occlusal characteristics and spacing in primary dentition: a gender comparative cross-sectional study", International scholarly research notices, vol. 3, no. 7, pp. 94-7.

35. Wishney, M, Darendeliler, MA e Dalci, O 2019, "Terapia miofuncional e aparelhos funcionais pré-fabricados: An overview of the history and evidence", *Australian Dental Journal*, vol. 64, no. 2, pp. 135-44.
36. Yang, X, Lai, G e Wang, J 2022, "Effect of orofacial myofunctional therapy along with preformed appliances on patients with mixed dentition and lip incompetence", *BMC Oral Health*, vol. *22, no.* 1, pp. 1-8.

ÍNDICE DE CONTEÚDOS

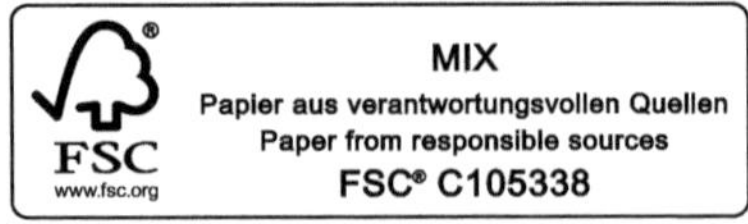

Printed by Books on Demand GmbH, Norderstedt / Germany